치유하는 효소

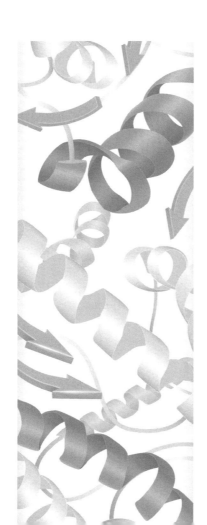

치유하는 효소

개정판 1쇄 인쇄 / 2021년 3월 5일
개정판 1쇄 발행 / 2021년 3월 11일

지은이 / 신현재
펴낸이 / 한혜경
펴낸곳 / 도서출판 異彩(이채)
주소 / 06072 서울특별시 강남구 영동대로 721, 1110호(청담동, 리버뷰 오피스텔)
출판등록 / 1997년 5월 12일 제 16-1465호
전화 / 02)511-1891
팩스 / 02)511-1244
e-mail / yiche7@hanmail.net
ⓒ 신현재 2021

ISBN 979-11-85788-24-1 93510

치유하는 효소

신현재 지음

이채

변화하는 세계 효소 관련 시장에 발맞추어

『효소치료』 초판을 출간한 지 어느덧 7년여의 시간이 흘렀습니다. 이 책의 출간 이후에 국내에서 효소에 대한 저변이 넓어지고 효소제품에 대한 소비자의 이해의 폭이 깊어졌다고 자부합니다. 『효소치료』는 2005년부터 제가 진행해 온 효소 글쓰기 3부작의 마지막 편이었습니다. 『엔자임: 효소와 건강』, 『춤추는 효소』, 『효소치료』로 이어진 '먹는 효소 이야기'는 독자 여러분의 성원에 힘입어 열악한 국내 출판시장임에도 오래도록 스테디셀러로 자리매김할 수 있었습니다. 다시 한 번 이 지면을 통해 효소를 사랑하는 독자분들께 감사의 말씀을 드립니다.

2013년 『효소치료』 초판 출간 이후 효소식품과 효소의 치료효과에 대해 많은 질문을 받았습니다. 그리고 최근 국내 효소식품을 비롯한 세계 효소 관련 시장에도 많은 변화가 있었습니다. 따라서 치료에 사용되는 효소에 관련된 중요한 질문에 대해 답변하고 시장에 새롭게 등장하는 제품의 이해를 돕기 위해 내용이 추가적으로 필요하다고 판단하여, 본서의 개정판 작업을 시작했습니다. 우선 이번 개정판에서는 초판의 내용 중 오류가 있는 일부 내용을 수정하고, 시대에 뒤떨어진 정보는 과감히 삭제했습니다. 또한, 새로운 효소치료에 대한 다양한 정보를 추가했습니다. 또한 이 책은 건강, 미용, 체력적인 측면에서 효소가 기여할 수 있는 최선이 무엇인가를 고민하면서 수정하고 보완하면서 책 제목을 『치유하는 효소』로 변경하였습니다. 이 개정판인 『치유하는 효소』에서 추가된 부분 중에 중요한 내용은 다음과 같습니다.

- 먹는 효소제품에 대한 새로운 정보
- 효소치료에 사용하는 신규 효소에 관한 내용
- 효소(혹은 효소식품)의 적정 복용량에 대한 제안과 효소의 부작용에 대한 보완
- 최신 연구 및 임상자료의 업데이트

아무쪼록 이 책이 효소와 질병 치유에 대한 이해를 돕는 데 조금이나마 도움이 되었으면 합니다.

2021년 1월 31일

무등산 자락 조선대학교 연구실에서

신현재

효소를 사랑하는 독자 여러분께!

2005년 국내 최초로 효소영양학을 소개한 『엔자임: 효소와 건강』을 출간하고 많은 격려를 받았습니다. 국내에서는 생소한 개념인 효소 영양학에 관심을 가져 주신 여러분께 다시 한번 감사의 말씀을 드리고 싶습니다. 첫 책을 출간하고 5년 후인 2010년, 두 번째 책인『춤추는 효소』를 통해 소화 증진과 영양소 공급뿐만 아니라 효소를 이용한 질병 치유의 가능성을 제시하였습니다.

이 책의 출간 이후에 여러 학회와 기관에서 강의 요청이 있었고 다수의 신문과 잡지로부터 기사를 청탁 받기도 했습니다. 기업과 개인으로부터 다양한 형태의 자문 요청도 있었습니다. 지난 수년간 독자 여러분의 뜨거운 성원은 본격적인 효소치료법(혹은 엔자임 테라피, enzyme therapy)에 대한 집필의 원동력이 되었습니다. 드디어 좀 더 정확하고 재현 가능한 과학적 결과를 모아 효소에 관심을 가진 독자 분들께 하루라도 빨리 전해야겠다는 목표가 생기게 된 것입니다. 이 책은 이러한 목표의 산물이자 지난 8년간 이루어진 효소 관련 도서 3부작의 완결편이라고 할 수 있습니다. 물론 완결편이라고 해서 효소에 관한 종결편은 아닙니다. 일차 정리의 완결이라고 봐 주시면 좋겠습니다.

최근 효소에 대한 관심이 많아짐에 따라 상당히 많은 분들이 효소와 효소영양학, 그리고 효소치료에 대해 개인적으로 공부하고 계시는 것으로 알고 있습니다. 대학 수준 이상의 심도 깊은 공부를 위해서는 좋은 교과서가 필수적인데, 아쉽게도 국내에는 효소와 관련된 과학적 서적이 극히 적은 실정입니다.

물론 일부 발효액을 제조하시는 분들이 집필한 발효 효소액 제조법과 체험 사례를 담은 책이 있기는 합니다만, 구체적인 근거와 과학적 실험을 통한 결과를 정리한 책은 없다고 해도 과언이 아닙니다. 좀 더 심도 깊은 공부를 위해서는 대부분 영어 혹은 일본어로 되어 있는 서적을 참조할 수밖에 없습니다.

이 시점에서 이 『효소치료』가 독자분들의 그러한 갈증을 조금이나마 풀어드릴 수 있었으면 하는 것이 저의 작은 바람입니다. 이 책은 지난 수년간의 기업 자문, 잡지 기고, 카페 운영, 강의 및 강연, 논문 연구 등을 통해 얻어진 결과의 산물임을 고백합니다. 그간의 모든 활동은 이 책의 내용을 위한 텍스트로서 탈바꿈하였습니다.

책을 집필하고 있던 지난 2012년 5월 15일 전라남도 담양에 사시는 '이 선생님'으로부터 다음과 같은 내용의 편지를 받았습니다. 다양한 종류의 만성질환으로 고생하던 차에 효소를 만나 질병 치유의 길을 알게 되었다는 내용입니다. 효소치료의 가능성에 대해 거창하게 설명하기보다는, 절실한 간구와 경험이 시사하는 바가 더 크다고 생각하여, 아래에 그분의 동의를 얻어 편지 내용의 일부를 싣습니다.

신현재 박사님,

『춤추는 효소』는 정말 고맙습니다. 헤어날 길 없는 만성질환에도 희망의 길이 있음을 알게 해 주신 선구자시라고 생각합니다. 저희는 60대 노부부입니다. 제 아내는 류머티즘 관절염으로 5년 넘도록 병원처방약을 복용했으나, 증세는 악화일로에 있었습니다. 전신부종과 팔다리 통증, 매일 취침 시 사지통, 저림, 식욕 부진으로 절망의 상태에 이르렀습니다. (중략)

효소가 무엇이고 어떤 작용을 하고 어떤 것을 복용하면 결과는 어떻게 되는지, 선진국 독일이나 미국 등에서는 이미 보편화된 방법을 이제 『춤추는 효소』를 통해 알게 되었습니다. 만성질환에서 벗어날 수 있다는 희망의 길을 알려 주신 박사님께 거듭 진심으로 감사의 말씀을 드립니다. 알려 주신 내용에 따라 미국 현지의 효소 제조사에 연락하여 복합효소와 나토키나아제 효소를 복용하기 시작했습니다. 더불어 야채즙과 발효효소, 현미식, 아침 절식 등을 시행했으며, 병원처방약은 최소 단위로 복용하여 지금은 전신부종이 사라졌고 팔다리의 통증마비, 취침 시 사지통 등 제반 증상이 물거품처럼 사라졌습니다. (중략)

환자의 상태가 호전되면 병원처방약으로부터 벗어나기 위해 성분 좋은 효소를 찾고 있습니다. 추천과 답변 부탁드립니다. 『효소치료』 신간 서적은 언제쯤 구입이 가능한가요? 만성질환으로 고통 받는 모든 분들에게 저의 경험을 알려드리고 싶습니다. 박사님의 건강을 빌면서, 더욱 좋은 방법을 찾아 봉사해 주시기를 부탁드립니다. 감사합니다.

우리 모두는 건강과 행복을 추구하며 살아가고 있습니다. 저뿐만 아니라 독자 여러분도 건강하고 행복하기를 바랄 것입니다. 행복과 건강은 떼려야 뗄 수 없는 불가분의 관계입니다. 건강하지 않은 몸으로 행복을 느끼기란 얼마나 어려운가요? 행복으로 가는 길에 효소와 동행하신다면 그 길이 더욱 즐거울 것입니다.

효소의 역할은 무한합니다. 그런 측면에서 가히 21세기는 효소의 세기라고 할 만합니다. 지금 우리는 유전자와 핵산(DNA와 RNA)이 강조되는 분자생물학의 시대에 살고 있지만, 여전히 촉매 단백질인 효소의 중요성은 줄어들고 있지 않습니다. 부디 이 책이 효소의 여러 측면 가운데에서도 특히 질병 치료와 관련된 부분을 이해할 수 있는 데 도움이 되기를 바랍니다. 뜨거운 찬반 의견을 받는 즐거움을 속히 느끼고 싶습니다.

이제 효소에 관하여, 조금은 어려운 이야기를 하나하나 시작해 보도록 하겠습니다.

2013년 2월의 눈 내린 무등산 자락에서

신현재

목 차

1장 효소란 무엇일까요?

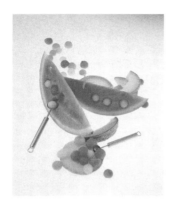

2장 우리 몸의 화학반응: 대사

3장 효소치료란 무엇일까요?

4장 효소치료와 효소제품

효소란 무엇일까요?

1장

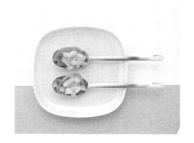

효소(enzyme)는 단백질(protein)입니다. 우리가 먹는 돼지고기 수육도 단백질이고 삶은 콩도 단백질로 이루어져 있습니다. 그러나 효소는 돼지고기 수육이나 삶은 콩과는 다른 특별한 작용을 합니다. 효소는 화학적 변환을 굉장히 빠른 속도로 진행할 수 있습니다. 자연계에 존재하는 엄청난 양의 화학물질을, 다른 모양과 기능을 하는 형태로 변환시키는 일을 어떻게 그렇게 빨리할 수 있을까요? 특히 모양이 약간씩 다른 입체화학에 의해서만 구분되는 이성질체(異性質體)에 대해 무척이나 예민하게 반응할 수 있는 이유는 무엇일까요? 이처럼 효소에 관한 질문은 끝이 없습니다.

사실 모든 효소는 열쇠와 자물쇠처럼 서로 반응할 수 있는 독특한 기질을 가지고 있습니다. 첫눈에 반하는 사랑하는 자기 짝처럼 모든 효소는 1가지 효소에 반응하는 1가지의 기질을 가지고 있고, 이 기질과 효소가 만나면 매우 신속하게 이 기질을 분해하기도 하고 기질을 이용하여 새로운 물질을 만들기도 합니다. 효소는 이러한 화학적 변환의 속도를 10^{15}~10^{17}배가량 증가시킬 수 있습니다. 즉, 100년 걸릴 일을 수 초 만에 해치울 수 있다는 뜻입니다.

이렇게 놀라운 효소의 힘은 효소의 특별한 모양에서 그 원인을 찾을 수 있습니다. 활성자리(active site)라고 하는 특별한 모양이 있어서 기질과 모양이 딱 들어맞는 순간 전자가 이동하여 이러한 폭발적인 변화의 순간을 일으키는 것입니다.

살아 있는 생명체는 모두 세포로 이루어져 있습니다. 살아 있는 세포에서는 매 순간 수천 개의 화학반응이 일어나고 있습니다. 사실 이 반응들 거의 모두는 생명을 유지할 수 없을 정도로 느리게 진행됩니다. 그렇기 때문에 만일 효소가 없다면 우리는 단 한순간도 살 수 없게 됩니다. 생명체 속에서 들끓고 있는 대사활동은 거의 모두 효소를 통해 이루어집니다.

1. 효소의 정의

효소란, 인체 내 모든 대사활동에 작용하는 우리 몸에서 가장 중요한 단백질로서 화학작용의 촉매 역할을 하는 물질을 말합니다. 인체 모든 대사의 분해와 합성에 직접적으로 관여합니다. 인체 내에 효소가 존재하지 않으면 어떤 물질을 분해하거나 합성할 수 없습니다. 일반적으로 1가지 효소는 오직 1가지 일밖에 하지 못합니다. 온도가 섭씨 50℃ 이상을 넘어가면 효소는 파괴되어 제 기능을 발휘하지 못합니다. 지금까지 알려진 인체 내 효소는 수천여 종이며, 지금도 끊임없이 효소가 발견되고 연구되고 있습니다.

이처럼 효소는 대사반응을 촉매하기 위해 특수화된 단백질을 가리킵니다. 간혹 단백질이 아닌 RNA 분자도 효소의 작용을 합니다. 이러한 반응에서 변형된 물질은 종종 세포 밖에서는 반응성이 낮게 나타나는 유기화합물입니다. 가장 대표적인 예가 포도당(glucose)입니다. 포도당은 포도 속에 들어 있는 달콤한 탄수화물입니다. 대부분의 세포는 포도당을 신속하게 산화(산소와 만나서 태우는 현상)하여 이산화탄소와 물을 배출하면서 많은 에너지를 방출합니다. 화학적 용어로는 1몰(mol)의 포도당이 2,870킬로주울(kJ)이라는 많은 양의 에너지를 발생시킵니다. 포도당은 설탕과 비슷하여 찬장이나 선반에 놓아두면 아무런 반응이 일어나지 않습니다. 즉, 잠재적으로 에너지를 만들 수 있는 물질이지만, 효소와 만나지 않으면 아무런 일도 할 수 없다는 뜻이지요. 효소가 있어야 포도당이 산화되어 우리 몸속에서 에너지로 바뀌게 되는 것입니다. 태울 수 있는 장작이 아무리 많아도 산소와 불꽃이 있어야 나무를 태워 열을 낼 수 있는 것과 같은 이치입니다. 즉, 효소는 생명체로 하여금 살아갈 수 있도록 하는 핵심 물질입니다.

간단히 정리하면 "생명체는 극히 중요한 생화학 반응을 가속하고 속도를 조절하기 위해 효소를 사용합니다"라고 말씀드릴 수 있습니다. 좀 더 정확히 생화학적인 용어로 정리하면 다음과 같습니다.

효소들은 순서대로 작용하여 대사 경로를 형성하고, 이 대사 경로에 의해 영양물질이 분해되고 에너지가 방출되어 대사적으로 유용한 형태로 전환되며, 생체분자의 전구체가 생성되고 변형되어 살아 있는 세포에서 발견되는 수천 개의 서로 다른 생체분자들이 만들어집니다.

효소는 단백질로 이루어져 있습니다. 효소를 다시 정의하면 촉매 작용을 하는 고도로 특수화된 고분자 단백질이라고 할 수 있습니다. 단백질의 분자량은 15,000돌턴(Da, 분자량의 단위)에서 수백만 돌턴에 이르기까지 다양합니다.

효소는 극미량으로 화학반응을 촉매합니다. 효소의 활성도에 따라서 첨가하는 양도 천차만별이지요. 집에서 사용하는 세탁기 세제 속을 보시면 빨강, 파랑 알갱이가 들어 있지요? 전체 세제 중에는 효소

알갱이가 몇 개 없지만 그 효과는 아주 큽니다. 이렇듯 효소는 적은 양으로도 대단한 일을 해냅니다.

효소는 생물체가 생산하는 단백질이므로 강한 산이나 알칼리와 접촉하거나 변성제를 첨가하면 그 구조가 손상됩니다. 따라서 효소단백질의 구조를 안정적으로 유지하는 것은 무척 중요한 숙제입니다. 이미 수천 종 이상의 효소가 발견되었고 이 중에서 150종 이상이 상업적으로 이용 가능한 상태이며 그 가운데 60종 내외가 시판 중입니다.

효소는 일반적인 화학촉매와는 다르게 반응조건에 대해서 특별한 감수성을 지닙니다. 화학촉매는 섭씨 수백 도 이상의 온도와 수십 기압 이상의 높은 압력이 필요하지만, 효소는 상온, 상압하에서 그리고 중성의 산도에서 이루어지므로 무척 에너지 효율이 높다고 할 수 있습니다.

2. 효소의 3가지 특성

효소의 별명은 '생명의 불꽃'입니다. 왜 그럴까요? 효소가 없으면 생명체가 살 수 없게 됩니다. 우리가 살아가는 이 순간에도 우리 몸의 모든 활동(신진대사)에는 효소가 관여하고 있습니다.

효소의 특성은 3가지로 말씀드릴 수 있습니다. 첫째가 촉매력 (catalytic power), 둘째가 특이성(specificity), 마지막으로 조절 (regulation)입니다.

앞서 말씀드린 바와 같이, 효소는 비촉매 반응에 비해 반응속도를 평균 10^{16}배 정도 증가시키는 놀라운 촉매력을 가지고 있습니다. 이러한 촉매력은 인간이 만든 합성촉매가 해낼 수 있는 어떠한 수준보다 훨씬 높은 것으로, 효소는 적당한 온도와 pH를 맞추어 주면 이런 놀라운 일을 해냅니다. 이렇게 효소가 없을 때와 있을 때와의 반응속도의 차이를 '**효소의 상대적 촉매력**'이라고 합니다.

효소는, 자신이 상호작용하는 기질(substrate)이라고 하는 대상 물질과 자신이 촉매하는 반응에 대해 무척 특이적입니다. 효소가 진행하는 반응 과정에서는 기질과 효소가 매우 선택적으로 반응합니다. 요리를 할 때 재료가 남지 않고 완벽하게 사용되어 만들어지는 일급 요리와 같다고 할 수 있습니다. 일반적으로 인공촉매가 30퍼센트 정도의 수율을 달성할 수 있다고 한다면, 효소는 100퍼센트 달성이 가능합니다. 이러한 효소의 선택적인 특징을 포괄적으로 '**효소의 특이성**'이라고 합니다.

효소는 반응을 빠르게만 만들어 주지는 않습니다. 필요할 때는 조금 느리게 혹은 매우 빠르게 완급 조절이 가능합니다. 이러한 '**효소활성의 조절**'은 대사의 통합과 제어에 필수적입니다. 효소의 조절은 다양한 방법으로 이루어지는데, 세포 내에서 생산되는 효소단백질의 양을 조절하는 방법, 효소가 대사저해제 및 활성인자와 더 신속하고 가역적으로 상호 작용하는 방법 등이 있습니다.

그리고 효소의 또 다른 중요한 특징은, **효소에 의한 반응은 거의 부산물을 만들지 않는다**는 것입니다. 예를 들어 리보솜(ribosome)에서 단백질을 합성할 때 효소에 의해 촉매되는 경우 1,000개의 아미노산을 생성하는 반면, 화학적으로 합성하는 경우 반응조건을 잘 조절해도 100개 정도의 아미노산밖에 만들지 못합니다. 이것이야말로 자연의 경이로움이 아닐까요?

3. 효소는 우리 몸속의 어디에 존재할까요?

효소는 살아 있는 생명체에는 모두 존재한다고 말씀드렸습니다. 물론 이 말은 맞습니다. 모든 살아 있는 생명체는 그것이 동물이든 식물이든 미생물이든 상관없이 효소를 가지고 있습니다. 그렇다면 구체적으로 효소는 우리 몸속의 어디에 존재할까요?

우선 우리 몸을 구성하는 세포를 먼저 살펴보겠습니다. 〈그림 1〉에서 원형질막(cell 혹은 plasma membrane)이라는 것이 보이시지요? 이 막은 다른 말로 세포막(cell membrane)이라고도 하는데, 세포와 세포를 구분하는 경계가 됩니다. 우리가 사는 집의 벽이라고 생각하시면 됩니다. 벽이 있어야 안방, 건넌방, 부엌 등이 구분이 되는 것처럼, 세포막이 있어야 세포와 세포가 구분됩니다.

세포 속에는 핵, 미토콘드리아를 비롯하여 다양한 작은 기관들이 존재합니다. 이 소기관들은 각기 맡은 바 역할을 가지고 있습니다. 이 기관들은 세포질(cytoplasm)이라 부르는 바다에 둥둥 떠 있는 섬이라고 보시면 됩니다. 정리하면, 세포는 세포막으로 둘러싸여 있고 그 안에 세포질이라는 바다에 여러 가지 역할을 하는 소기관들이 존재합니다.

그렇다면 효소는 어디에 있을까요? 효소는, 핵과 미토콘드리아를 비롯한 소기관뿐만 아니라 세포질에도 존재하고 있습니다. 즉, 세포

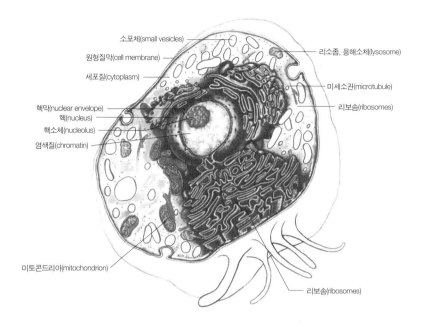

소포체(small vesicles)
원형질막(cell membrane)
세포질(cytoplasm)
핵막(nuclear envelope)
핵(nucleus)
핵소체(nucleolus)
염색질(chromatin)
리소좀, 용해소체(lysosome)
미세소관(microtubule)
리보솜(ribosomes)
미토콘드리아(mitochondrion)
리보솜(ribosomes)

〈그림 1〉 우리 몸을 이루고 있는 세포의 구조

의 모든 곳에 효소는 존재합니다. 이렇게 존재하는 효소는 그 종류와 임무도 무척 다양하지요.

다음으로 세포로 이루어진 조직(tissue)과 기관(organ)을 살펴볼까요? 논리적으로 우리 몸을 이루는 모든 조직과 기관은 세포로 이루어져 있으니 당연히 효소가 존재하겠지요? 그러니 마땅히 조직과 세포에는 효소가 존재한다고 볼 수 있습니다. 문제는 조직과 기관이 다양하기 때문에 그 속에 존재하는 효소의 종류도 다양하다는 것입니다. 최근 국내외에서 발표된 논문을 바탕으로 몇 가지 사항을 정리하였습니다.

① 입: 입 속의 침에는 다양한 전분분해효소가 존재합니다.

② 위: 위액에는 펩신과 트립신을 비롯한 다양한 단백질분해효소가 존재합니다.

③ 췌장: 췌장액은 판크레아틴이라고 불리는 다양한 복합효소가 존재합니다. 이 효소는 리파아제를 비롯하여 지방분해효소, 단백질분해효소를 다량 함유하고 있습니다.

④ 눈: 눈의 망막에는 라이소자임이라는 단백질분해효소 이외에 산화와 환원(산소를 더하거나 제거하는)에 관여하는 효소가 포함되어 있습니다. 최근 헴산화효소(헴옥시게나아제, heme oxygenase)-1에 관한 논문이 출간되었습니다. [인체망막색소상피세포에서 헴산화효소-1의 발현에 대한 산화스트레스 및 항산화물질의 영향. 대한안과학회지 2009; 50(8): 1247-1253.]

⑤ 피부: 우리 피부에는, 외부에 존재하는 물질의 인체 내 침투를 막기 위한 다양한 종류의 효소가 존재합니다. 최근에는 피리독신(pyridoxine, 비타민 B₆)이라는 효소가 존재하는 것이 발견되었습니다. [백반증에서 표피 내 퍼옥시레독신(peroxiredoxin, 항산화효소) 1의 발현. 대한피부과학회지 2008; 46(6): 736-741.]

⑥ 간: 간은 우리 몸의 모든 영양소를 저장 공급하는 기관으로서 알코올의 해독기능도 담당하고 있습니다. 최근 다양한 종류의 항산화효소가 존재하는 것이 발견되었습니다. [β-Carotene의 섭취가 당뇨 유도 흰쥐의 간조직 항산화효소 활성과 Glutathione 함량에 미치는 영향. 한국식품

영양과학회지 2011; 40(8): 1092-1098.]

⑦ 소장 및 대장: 장 속에는 다양한 종류의 미생물이 존재하며 이 미생물이 분비하는 복합효소가 풍부하게 들어 있습니다. [Optical Imaging in the Field of Molecular Imaging. Journal of the Korean Medical Association 2004; 47(2): 127-132.]

⑧ 폐: 공기를 이용한 산화가 일어나므로 다양한 종류의 산화환원효소와 항산화효소가 존재합니다. 인체의 폐암과 정상 폐조직에서 Peroxiredoxin 및 Thioredoxin의 발현 양상. [Tuberculosis and Respiratory Diseases 2005; 59(2): 142-150. 흡연이 인체 폐조직 내 matrix metalloprotease-2 및 -9의 발현에 미치는 영향. 서울대학교 대학원 박사학위 논문.]

⑨ 신장: 우리 몸의 노폐물을 몸 밖으로 배출하기 위한 다양한 종류의 분해효소가 존재합니다.

⑩ 혈액과 뼈: 피와 핏속에 존재하는 새로운 종류의 혈액세포를 생산하는 역할을 합니다. 백혈구 속에는 다양한 단백질분해효소와 산화환원효소가 존재합니다.

⑪ 뇌: 우리 몸에서 가장 많은 포도당을 소모하는 기관으로서 우리 몸의 중추 역할을 하고 있습니다. [서양민들레가 Streptozotocin으로 유발한 당뇨 흰쥐의 뇌조직 중 유해 활성산소 생성 및 제거 효소계에 미치는 영향. 한국식품영양과학회지 2002; 31(3): 500-505.]

이처럼 인체의 모든 기관에는 이루 헤아릴 수 없는 많은 종류의 효소가 존재합니다. 효소는 우리 몸의 어느 한 곳에 존재하는 것이 아니라 모든 곳에 존재합니다. 따라서 우리 몸의 어느 한 부분에 문제가 생기면 그 문제로 인해 몸 전체에 이상이 생기는 것은 전혀 이상한 일이 아닙니다. 모든 기관은 효소의 측면에서도 서로 긴밀하게 연결되어 있습니다.

4. 효소의 종류와 명명법

1) 효소의 종류

효소의 종류를 구분하는 방법은 무척 다양합니다. 같은 효소라도 어떤 기준을 가지고 구분하느냐에 따라서 그 성격이 조금씩 달라집니다. 여기서는 대표적인 2가지 구분법을 소개하고자 합니다. 효소영양학과 치료 분야에서 사용하는 구분법과, 효소 관련 학계에서 사용하는 분류법(효소위원회의 체계)이 EC 분류법입니다.

효소영양학과 치료 분야에서 사용하는 구분법은, 효소가 몸속에 있느냐 몸 밖에 있느냐에 따라 구분합니다. 우리 몸속에 존재하는 효소는 소화효소와 대사효소로 구분합니다. 소화에 필요한 역할을 하는 것을 소화효소 혹은 다이제스티브 엔자임(digestive enzyme, 약어로 D-zyme)이라고 하고, 소화를 제외한 다른 대사작용에 필요한 효소를 대사효소 혹은 메타볼릭 엔자임(metabolic enzyme, 약어로 M-zyme)이라고 합니다.

또한 몸에 존재하지 않고 우리가 외부의 식품으로부터 섭취하는 효소를 식품효소 혹은 푸드 엔자임(food enzyme, 약어로 F-zyme)이라고 부릅니다. 즉, 몸속에는 D+M-zyme이 있고 몸 밖으로부터는 F-zyme을 공급받는 것이지요. 사실 이러한 분류는 단순한 분류로서 효소의 작용을 구체적으로 밝힐 수 없다는 단점이 있는 반면, 일반 대중에게 효소를 쉽게 알릴 수 있다는 장점이 있습니다.

이처럼 효소를 그 기원 및 기능에 따라 분류하면 식품효소, 소화효소, 대사효소로 나눌 수 있습니다. 이 중에서 식품효소는 몸속에서 만들어지지 않고 외부에서 섭취해야 하는 효소이고, 소화효소와 대사효소는 인체 내에서 스스로 만들어지는 효소를 가리킵니다. 하나씩 자세히 살펴보겠습니다.

(1) 식품효소

식품효소는 과일, 채소, 생고기 등에 원래부터 들어 있던 효소로서 음식을 삭히는 작용을 합니다. 미생물의 도움으로 일어나는 발효과정 중에 효소의 종류와 양이 늘어나기도 합니다. 지금까지 알려진 바에 따르면, 식품효소는 소화흡수작용, 분해배출작용 외에도 항염·항균작용, 해독살균작용, 혈액정화작용, 세포부활작용을 한다고 합니다. 각 항목에 대해 좀 더 자세히 말씀드리면 다음과 같습니다.

① 체내 환경 정비

식품효소는 혈액을 약알칼리성으로 만들고 체내의 이물질을 제거하며 장내 세균의 균형을 유지시켜 줍니다. 또한 소화를 촉진시키고 병원균에 대한 저항력을 유지시켜 줍니다.

② 항염작용

일반 의약품은 대개 항생물질로서 병원균을 죽이는 역할을 하므로 이 작용만으로는 세포를 새로 만드는 일을 할 수 없습니다. 효소는 백혈구를 운반하고 백혈구의 활동을 도와 병원균을 죽이고, 상처 입은 세포를 재생시키는 데 도움을 주며 염증을 가라앉혀 줍니다.

③ 항균작용

효소는 백혈구의 식균작용을 돕는 동시에, 효소 자체에도 항균작용이 있어 병원균을 죽입니다. 더욱이 세포의 생성을 촉진하는 작용을 하기 때문에 병을 근본적으로 치료할 수 있습니다.

④ 분해작용

효소는 병이 생긴 장소의 혈관 내에 고름이나 독소들을 분해하고 배설시켜 정상적인 상태로 돌려놓는 작용을 합니다. 이 작용은 음식물을 소화시키기 위해 분해하는 것과 일맥상통합니다.

⑤ 혈액정화작용

효소는 혈액 중의 노폐물을 몸 바깥으로 내보내고, 또 염증 등의 독성을 분해하여 배출시키는 작용을 합니다. 이외에도 산성화된 혈액에 대해서는 혈액 중의 콜레스테롤을 분해하여 약알칼리성으로 유지시키는 활동과, 혈액의 흐름을 원활하게 해 주는 역할을 합니다. 이러한 혈액의 정화로 혈액의 순환이 잘되어 대머리가 치료되고 어깨

결림과 두통 등이 치료된 사례가 보고되었습니다.

⑥ 세포부활작용

효소는 세포의 신진대사를 도와 기본적인 체력을 유지시키고, 상처받은 세포의 생성을 도와줍니다. 효소가 모든 세포의 활동에 촉매작용을 할 때는 하나하나가 분산적으로 이루어지는 것이 아니라 전체 효소가 일제히 작용을 합니다. 따라서 일반 약품의 효능과는 다른 신체의 근본적인 치료 활동을 담당할 수 있습니다.

(2) 소화효소

소화효소는 음식 성분의 분해, 흡수를 위해 소화관 내에 존재합니다. 이 효소의 주요 작용 부위는 구강, 위장, 십이지장, 소장 등입니다. 구강 안의 침샘에서 프티알린(ptyalin)이라는 전분분해효소를 분비합니다. 프티알린은 알파아밀라아제(α-amylase)의 일종이며 전분을 수용성 당분으로 분해합니다. 한편 리소좀(lysosome)은 세균을 죽이는 기능을 하지만, 세포 내의 소기관이므로 소화효소로는 분류되지 않습니다. 또한 식도에는 소화효소가 없습니다. 위장효소에는 펩신(주요 위장효소로 단백질을 작은 펩타이드 절편으로 분해), 아밀라아제(전분 분해), 리파아제 등이 있고 소장에는 췌장효소와 소장 자체에서 분비되는 효소가 있습니다.

❖ 췌장효소

췌장효소는 여러 효소가 혼합된 혼합물의 형태로 이루어져 있습니다. 췌장효소를 구성하는 효소로는 트립신(trypsine, 위장 펩신과 유사한 펩티다아제), 키모트립신(chymotryptin, 펩티다아제의 일종), 스테압신(steapsin, 탄수화물소화효소의 일종), 카르복시펩티다아제(carboxypeptidase, 펩타이드 절편을 아미노산으로 분해하는 프로테아제의 일종), 엘라스타아제(elastase, 단백질인 엘라스틴 및 기타 단백질을 분해), 뉴클레아제(nuclease, 핵산인 DNA와 RNA를 분해하는 DNAase 및 RNAase가 여기에 해당), 췌장 아밀라아제[pancreatic amylase, 전분 및 글리코겐 외에 대부분의 탄화수소를 분해. 그러나 셀룰로오스(cellulose), 디사카라이드(disaccharide, 이당류), 트리사카라이드(trisaccharide, 삼당류) 형태는 분해하지 않음] 등이 있고 소장에서는 장즙(succus entericus)을 분비합니다. 이 장즙에는 디사카라이드를 모노사카라이드(monosaccharide, 단당류)로 분해시키는 6가지 종류의 효소가 분비됩니다. 이들 효소는 앞서 말씀드린 효소들과 유사한 기능을 합니다. 이해를 돕기 위해 다시 정리하면 다음과 같습니다.

① 수크라아제(sucrase) : 설탕을 포도당과 과당으로 분해

② 말타아제(maltase) : 맥아당(혹은 물엿)을 포도당으로 분해

③ 이소말타아제(isomaltase) : 맥아당을 이소말토오스로 분해

④ 락타아제(lactase) : 락토오스(lactose)를 포도당과 갈락토오스(galactose)로 분해

⑤ 장 리파아제 : 지방산 분해

⑥ 에렙신(erepsin) : 펩톤을 아미노산으로 분해하는 효소의 군집으로 단백질 분해

앞에서 언급한 소화효소는 용도에 따라 다시 음식물 분해 소화효소와 신체청소 소화효소로 세분화할 수 있습니다. 음식물 분해 소화효소는, 음식물과 함께 섭취하며 음식을 잘게 부수는 역할을 합니다. 신체청소 소화효소를 당의정 또는 효소 파우더 그대로 식간에 섭취하면, 신체 내에 진입하여 염증을 감소시키고 효모균, 세균, 바이러스를 파괴하며 해로운 플라그(plaque) 및 피브린(fibrin)을 제거함으로써 면역복합체(immune complex)를 청소하게 됩니다.

(3) 대사효소

대사효소 역시 생물체 내에서 생산되는 효소로서, 필요에 따라 신체에서 생산되며 면역활동 등의 중요한 역할을 합니다. 대사효소는 '대사(metabolism)'라는 말에서 나왔는데, 이 말은 음식을 섭취하여 에너지를 얻고, 이 에너지를 이용하여 인체의 모든 기관을 정상적으로 작동하게 하는 일련의 과정을 총칭하는 말입니다. 그러므로 대사효소는 신진대사를 원활하게 하는 효소입니다. 따라서 일반적인 효소 보충제로는 보충할 수 없습니다. 대사효소는 그 종류가 무척 다양하고 그때그때 필요에 따라 대사효소의 종류와 활성이 달라지므로 우리가 인위적으로 조절하기는 불가능하기 때문입니다. 대사효소는 여러 가지 조직을 만들고 산화환원반응을 통해 한 분자에서 다른 분자로 화합물을 전이시키는 중요한 반응을 촉매합니다.

(4) 3가지 효소의 관계

요즘 인구에 회자되는 전신효소(systemic enzymes) 혹은 체계적 효소라는 것은 대사효소를 의미하거나 소화효소 중에서 신체청소에 사용되는 효소를 가리키는 말입니다. 대사효소를 의미할 때는 소화효소 이외에 신체 계통에 작용하는 효소를 뜻하고, 소화효소 가운데 신체청소에 사용되는 효소를 의미할 때는 신체청소 및 신체 계통의 치유에 사용됩니다. 따라서 용어상 혼동을 초래할 수도 있으니 주의하여 구별할 필요가 있습니다.

기억해 두면 유익한 중요한 개념 1가지는, **대사기능을 증진시키기 위해서는 직접 대사효소 보충제를 섭취하는 것이 아니라는 것입니다. 대신 소화효소를 섭취함으로써 대사기능을 간접적으로 증가시키는 방식을 이용해야 합니다.** 시시각각 우리의 몸이 필요로 하는 대사효소의 종류와 양이 변하므로, 몸이 스스로 활동할 수 있도록 효소량에 여유가 있어야 합니다. 몸이 건강하려면 몸속에 충분한 양의 효소가 존재해야 합니다. 효소의 절대량이 부족하다면 무슨 일을 할 수 있겠습니까? 충분한 소화효소의 공급이야말로 몸이 활동할 수 있는 여유 공간을 확보할 수 있는 가장 좋은 방법입니다.

그렇다면 소화효소를 충분히 공급하려면 어떻게 해야 할까요? 소화제를 많이 먹으면 되는 걸까요? 그렇지 않습니다(물론 소화제가 몸에 나쁘다는 말은 아닙니다). 소화제를 지속적으로 섭취하는 것보다는 일상적인 식단에서 효소가 풍부한 식품을 꾸준히 섭취함으로써 인체의 소화기능을 증진시키고 음식을 소화시킬 때 생기는 불필요한 부담을 없애는 것이 더 좋은 방법입니다. 즉, 식품효소가 풍부한 식품을 섭취함으로써 ① 우리 몸의 음식 소화능력을 개선하여 신체 영양소 이용을 증대시키고, ② 소화능력이 개선되면 신체가 더 많은 에너지를 생성하여 피로가 해소되고 대사기능 등 제반 신체기능이 증진되어, ③ 몸속에 있는 노폐물과 폐기물, 병원체 등을 제거하는 능력이 현저히 개선되고, ④ 결국 소화능력 개선, 신체청소 기능 증대로 면역기능이 향상되는 효과를 볼 수 있습니다.

식품효소가 풍부한 신선한 과일과 채소를 충분히 섭취하면 인체의 소화기능뿐만 아니라 전반적인 면역기능도 증진됩니다.

식품효소와 소화효소와의 관계에 대해 이야기했으니 다음으로 대사효소로 넘어가 볼까요? 대사효소는 모양과 기능이 소화효소와 완전히 다릅니다. 대사효소는 오직 신체 내부에서 생산될 뿐, 외부에서 보충할 수 없으나(일부분 특수한 치료의 경우 대사효소를 생산하는 특정한 유전자를 몸속에 주입하기는 합니다), 소화효소는 온종일 끊임없이 공급할 수 있습니다. 식품효소를 통하여 우리 몸에서 생산되는 소화효소의 부족함을 보충할 수 있습니다. 소화효소는 우리의 입속과 위속, 장속에서 생산되는데, 외부에서 식품효소가 공급되면 이 생산량이 감소되어 몸의 부담을 상당히 줄여 줍니다. 게다가 이 식품효소는 우리가 섭취하는 식품을 통해서 언제든 꾸준히 공급할 수 있습니다. 혹시 효소를 많이 먹으면 우리 몸의 소화기능이 점점 떨어지지 않을까 걱정하기도 하는데, 염려하지 않아도 됩니다. 음식이나 효소보충제를 통해 섭취하는 효소의 양이 많아도 우리 몸의 소화기능은 떨어지지 않으니까요.

이제 다시 정리해 볼까요? 우리가 섭취하는 신선한 과일과 채소, 그리고 발효식품을 통해 우리 몸으로 공급되는 **식품효소는, 우리 몸의 소화효소의 분비를 감소시키고 상대적으로 대사효소가 작용을 잘할 수 있도록 돕습니다.** 소화가 안 되는 음식을 먹으면 몸의 다른 기능도 떨어지고, 소화가 잘 되는 음식을 먹으며 머리도 맑아지고 몸의 컨디션도 좋아지는 원리입니다. 식품효소의 지속적인 공급을 통해서 소화효소의 분비량을 줄이고 대신 대사효소의 활동을 돕고 증진시키는 원리를 이해하시겠지요.

대사효소는 외부에서 섭취할 수 없다고 했으므로, 대사효소가 결핍되거나 제대로 기능하지 않을 때 우리가 할 수 있는 유일한 수단은 무엇일까요? 효소가 풍부한 식품을 섭취하여 식품효소를 공급하는 것이 첫 번째 방법이고, 다음으로는 대사효소를 만들어 낼 때 필요한 원료와 대사효소를 만들 수 있는 에너지 혹은 연료를 함께 공급하는 것입니다. 효소는 아미노산으로 구성되기 때문에 대사효소의 원료로는 우선 양질의 아미노산을 공급해 주어야 합니다. 즉 질 좋은 아미노산의 공급을 위해서 지방이 적은 고기와 콩 등의 단백질 음식을 섭취해야 합니다. 이 단백질이 우리 몸속에서 잘 소화되면 대사효소의 원료가 되는 아미노산을 제대로 공급할 수 있습니다.

한편 어떤 효소는 비타민과 마그네슘, 아연 등의 무기질로 이루어진 조효소(코팩터, cofactors)를 필요로 합니다. 즉, 비타민이나 미네랄이 존재하지 않거나 부족하면 대사효소는 기능하지 않습니다. 그래서 비타민이나 미네랄이 풍부한 음식을 섭취하는 것으로 필요한 조효소를 공급할 수 있습니다. 이러한 조효소의 양이 부족하면 우리 몸의 효소가 작용하지 못해 여러 가지 부작용이 발생합니다. 이제부터는 미네랄과 비타민을 섭취하면, 효소가 활성화된다는 생각을 하시기 바랍니다. 그렇게 하면 효과가 더욱 좋아질 테니까요.

이제 대사효소를 생산하기 위한 원료인 아미노산과 조효소가 모두 준비되었다면, 다음으로 이 원료를 작동하기 위한 에너지가 필요합니다. 우리 몸속에서 사용하는 에너지를 ATP라고 합니다. 이 물질은 아데노신삼인산(adenosine triphosphate)의 약자로, 일반적으로 영어 ATP를 쓰고 '에이티피'라고 그대로 읽습니다. 식품효소를 공급하고 효소보충제를 통해 소화효소를 섭취하면, 몸속의 음식물을 분해하여 다량의 에너지인 ATP를 생성하고 이렇게 생성된 ATP가 대사속도를 높여 피로감을 줄여 줍니다. 물론 소화가 잘 이루어져 우리 몸의 부담도 감소시키는 역할도 하지요. 이때 생긴 에너지의 일부는 대사효소 기능을 도와 대사효소를 만들기도 하고 대사효소의 기능을 촉진하기도 합니다. 그야말로 일석이조이지요.

2) 효소의 분류와 명명법

다음으로 효소 관련 학계에서 사용하는 분류법이 있습니다. 국제 규약에 의해 화학반응의 형식에 따라 크게 6가지로 분류합니다. 효소의 이름은 효소반응에 사용되는 기질의 종류에 따라 어미에 '-ase(-아제)'를 붙입니다. 단백질을 분해하면 프로테아제(protease), 기름을 분해하면 리파아제(lipase), 전분을 분해하면 아밀라아제(amylase) 등이 대표적이지요. 물론 옛날부터 관용적으로 쓰이는 이름도 있기는 합니다. 이때는 어미에 '-in(-인)'이 들어갑니다. 펩신(pepsin), 트립신(trypsin), 레닌(rennin) 등이 있지요. 다시 본론으로 돌아가지요. 이 분류는 효소위원회(Enzyme Commission)의 체계를 따른 것으로 EC 번호로 나뉩니다.

① **EC 1번**은 산화환원효소(옥시도리덕타아제, oxidoreductase)입니다. 산소 또는 전자를 기질에 첨가 또는 제거하는 산화환원반응을 촉매합니다. 생체 내에서는 이 효소들에 의해 생명 유지에 필요한 에너지를 생산합니다. 글루코스산화효소(글루코스 옥시다아제, glucose oxidase)나 알코올탈수소효소(알코올 디하이드로제나아제, alcohol dehydrogenase) 등이 여기에 속합니다.

② **EC 2번**은 전이효소(트랜스퍼라아제, transferase)입니다. 화학구조적으로 여러 기능을 하는 아미노기, 아실기 등을 통째로 옮기는 반응을 수행합니다.

③ **EC 3번**은 가수분해효소(하이드롤라아제, hydrolase)입니다. 물 분자가 도입되어 기질의 공유결합을 가수분해하는 효소입니다. 기름의 에스터 결합(산과 알코올의 결합 COO), 탄수화물의 글리코시딕 결합(탄수화물의 수산화기의 결합 O), 단백질의 펩타이드 결합(아민과 산과의 결합 NHCO) 등을 절단합니다. 대부분의 소화효소가 여기에 속합니다.

④ **EC 4번**은 탈이효소(리아제, lyase)입니다. 산화작용과 가수분해에 의해서 '탄소–탄소, 탄소–산소, 탄소–질소'의 결합을 절단하여 새로운 원자단을 첨가하거나 제거하는 효소입니다. 카르복시기제거효소(디카르복실라아제, decarboxylase)가 여기에 속합니다.

⑤ **EC 5번**은 이성화효소(아이소메라아제, isomerase)입니다. 분자식은 동일하나 분자구조가 달라 물질의 성질이 달라진 물질을 '이성질체(아이소머, isomer)'라고 하는데, 이것은 기질분자의 분해, 전위, 산화환원 반응을 일으키지 않고 분자의 이성화반응을 촉매합니다. 포도당을 과당으로 바꾸는 포도당이성화효소(글루코스 아이소메라아제, glucose isomerase)가 대표적입니다.

⑥ 마지막으로 **EC 6번**은 합성효소(리가아제, ligase 혹은 신시타아제, synthetase)입니다. 에너지를 이용하여 2개의 분자를 결합시키므로 '합성효소'라고 합니다. 일반적으로는 ATP 또는 이와 유사한 물질에서 인산기(PO_4)를 떼어 내고, 이때 발생하는 에너지를 이용하여 서로 다른 2분자 간에 새로운 화학결합을 형성하도록 반응을 촉진하는 효소를 가리킵니다. 피루브산카복시화효소(피루베이트 카르복실라아제, pyruvate carboxylase) 등이 여기에 속합니다.

이렇게 6가지로 분류한 효소는 각각의 세부 항목으로 다시 분류됩니다. 궁극적으로는 4개의 고유번호로 표시되어 구체적인 정보를 알수 있습니다. 우리나라 모든 국민에게 주민등록번호가 발급되듯이 효소도 수행하는 반응의 구체적인 종류에 따라 그 번호가 매겨집니다. 술에 들어 있는 알코올을 분해하는 효소인 알코올탈수소효소의 번호는 'EC 1.1.1.1'입니다. 즉, 산화환원효소라고 해도 어떤 물질을 기질로 사용하여 어떤 수용체와 공여체를 가지고 반응하느냐에 따라 그 이름이 달라지는 것입니다.

5. 조효소의 종류

1) 조효소란 무엇일까요?

대표적인 조효소(넓은 의미로 코팩터, 좁은 의미로 코엔자임)인 코엔자임큐텐(혹은 비타민 Q)은 체내에서 합성되는 지용성 비타민류 물질로 영양소의 대사에 관여합니다. 고등어, 꽁치, 정어리 등의 등 푸른 생선과 현미, 계란, 두류, 시금치, 땅콩 등에 포함되어 있으며 항산화력이 우수한 것으로 알려져 있습니다.

여기서 코엔자임이 비타민이라는 것을 알 수 있습니다. 즉, 비타민은 효소의 작용을 돕는 조효소인데, 이 조효소를 '코엔자임'이라고 하는 것이지요. 이 단어 속에는 '엔자임(Enzyme, 효소)'이라는 말이

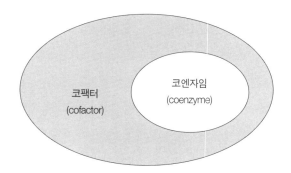

〈그림 2〉 코엔자임과 코팩터

들어 있습니다. 'co-'는 '같이, 함께(with)'라는 뜻의 접두어로, 'co+enzyme'이라 함은 '효소와 함께 작용하는 물질, 효소를 돕는 물질'이라는 뜻입니다. '보조인자'라는 뜻의 '코팩터'라고도 부릅니다. 코팩터는 코엔자임과 유사하지만, 엄밀히 말하면 코엔자임보다 코팩터가 넓은 개념입니다.

조효소가 있으면 효소가 더 많은 작용을 할 수 있습니다. 이제는 비타민을 섭취할 때, '효소가 잘 작동하게 만들기 위해 비타민을 먹는구나'라고 생각하면 됩니다. 그리고 '코엔자임'이라는 말이 나오면 이것도 '비타민의 한 종류구나'라고 생각하면 틀림없습니다.

한편, 당뇨에 도움이 되는 크롬 같은 미네랄도, 신진대사를 원활하게 하는 비타민도 모두 효소의 활동을 돕는 조효소입니다. 이제 우리 주변에 익히 알고 있던 내용이 효소와 얼마나 관련이 깊은지 알게 되었을 겁니다.

조효소는 효소의 역할을 돕는 '효소의 지원군' 역할을 할 뿐 아니라, 독립적으로도 인체의 대사에 무척 중요한 역할을 합니다. 조효소들을 식품 또는 건강기능식품 등을 통해 적정량을 꾸준히 섭취하면, 몸속의 불필요한 지방을 제거해 줄 뿐 아니라, 신진대사를 정상화시켜 인체의 자연치유력을 극대화하는 데 도움을 줄 것입니다.

자, 이제 효소의 기능을 돕는 조효소에 대해 좀 더 알아볼까요? 조효소를 파악하기 위해서는 효소의 구성에 대해 알아야 합니다.

우선 효소가 그 기능을 잘 하기 위해서는 효소의 모양이 정상적이어야 합니다. 즉, 자연 상태의 모양 그대로를 가지고 있어야 하지요. 이렇게 정상적인 모양을 가진 효소를 '활성효소(active enzyme)'라고 합니다. '활성이 있다'는 것은 모양이 제대로 갖추어져 있다는 의미로 생각하면 됩니다.

반면 여러 가지 이유로 정상적인 모양을 갖추지 못한 효소들이 있는데, 이러한 효소를 '불활성효소(inactive enzyme)' 혹은 '변성효소(denatured enzyme)'라고 합니다. 이 불활성효소는 보조인자를 만나면 활성화될 수 있습니다. 조효소는 촉매작용(catalysis)이 진행되는 동안 효소의 활성자리(active site)에 일시적 혹은 영구적으로 결합이 가능하고, 결합하는 동안에는 효소의 반응을 돕습니다.

효소와 구분되는 점은, 반응이 진행되는 동안 조효소에 화학적 변형이 일어난다는 점이지요. 화학적 변형이라는 것은 아주 작은 분자 구조의 모양이 달라진다는 의미입니다. 그 후에 다시 역반응으로 조효소가 처음 상태로 돌아오게 됩니다. 이런 성질로 보았을 때 조효소는 넓은 의미에서 '연결하는 물질(리간드, ligand)'이라고도 할 수 있습니다.

앞서 효소는 단백질로 이루어졌다고 했는데, 이것은 효소가 100퍼센트 단백질로만 이루어졌다는 것이 아니라 거의 단백질로 이루어져 있다는 의미입니다. 하지만 이 효소단백질이 높은 활성을 나타내려면 단백질을 보조하는 비단백질 부분이 필요합니다. 이 비단백질 부분을 '조효소'라고 합니다. 간단한 수식으로 쓰면 다음과 같습니다 (〈그림 3〉).

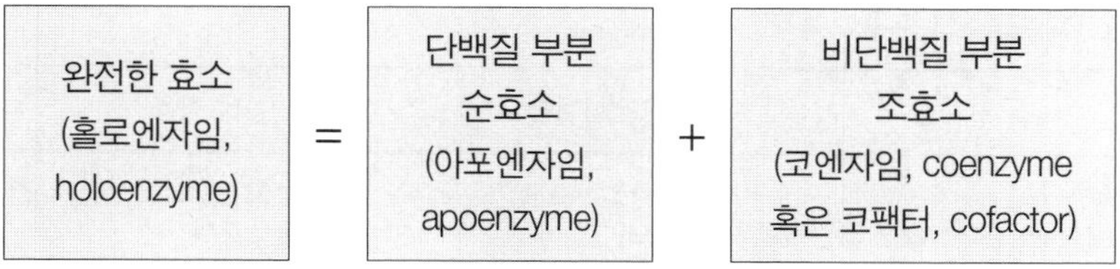

〈그림 3〉 효소의 구성

단백질효소 부분을 '순효소'라고도 합니다. 조효소는 순효소 부분과 쉽게 분리되며 열에 강한 성질을 가지고 있습니다. 조효소는 미네랄과 유기물질로 구분할 수 있습니다. 미네랄로는 철, 마그네슘, 구리, 망간, 아연 등이 있고 유기물질에는 비타민, 코엔자임, NAD(nicotinamide adenine dinucleotide), FAD(flavin adenine dinucleotide) 등이 있습니다. 이 중에서 미네랄은 효소를 구성하거나 활성화시키는 데 필요한 이온의 형태로 존재하기도 합니다. 이렇듯 미네랄이 이온의 형태로 존재할 때 '보결족(補缺族, prosthetic group)' 혹은 '보결분자단'이라고 불리기도 합니다.

이 부분을 효소치료적 관점에서 조금 자세히 설명드리겠습니다. 식이요법 이외에 추가적으로 효소의 기능을 증가시킬 수 있는 물질을 조효소 혹은 코팩터라고 부릅니다. 〈표 1〉에 나와 있는 조효소를 식품의 형태 혹은 건강식품의 형태로 같이 복용하면, 몸에서 불필요한 지방을 제거해 주면서 신진대사를 정상 상태로 돌려 몸의 자연치유력을 극대화시킬 수 있습니다.

이 표에는 없지만 중요한 조효소를 조금 더 소개해 드리면 다음과

〈표 1〉 조효소의 종류와 작용

조효소	섭취량	작용
유산균 (프로바이오틱, probiotics)	하루 액상 요구르트 기준 2개 (아침, 저녁)	장기능 개선, 조효소 생성 촉진, 효소활성 증대
비타민 A (베타카로틴, beta carotene)	하루 15,000~50,000 IU	지방대사에서 발생하는 독소 제거, 체지방 연소
염산 베타인(betaine HCL)	하루 3번 식사와 같이 150 mg	소화 증진, 체중 감소
콜린(choline)	하루 3번 식사와 같이 250~750 mg	간에서 지방의 대사 증진, 체중 감소
크롬(Cr)	하루에 400 mcg	인슐린 효과 증대, 체지방 감소
코엔자임큐텐(CoQ10)	하루에 30~60 mg	세포에너지 생산 증대
디하이드로에피안드로 스테론(DHEA)	하루 3번 식전에 10~30 mg	지방 저장을 방해, 지방 연소

자료: Anthony J. Cichoke (1999). The Complete Book of Enzyme Therapy: A Complete and Up-to-Date Reference to Effective Remedies. Avery.

같습니다. 식이섬유(dietary fiber), 감마리놀렌산(γ-linolenic acid), 아르기닌(L-arginine), 카르니틴(L-carnitine), 메티오닌(L-methionine), 오르니틴(L-ornithine), 티로신(L-tyrosine), 레시틴(lecithin), 옥스바일(ox-bile extract), 스피룰리나(sprirulina), 비타민 B복합체, 비타민 C, 비타민 E(혹은 토코페롤), 유청(whey), 렙틴(leptin) 등입니다. 이 조효소는 효소의 역할을 도울 뿐만 아니라 독립적으로 인체대사에 무척 중요한 역할을 합니다.

이러한 조효소 외에 효소식품의 기능을 더욱 증진시키는 손쉬운 방법도 있습니다. 그것은 다름 아닌 '발효식품'의 섭취입니다. 발효식품은 효소가 이미 작용하여 음식의 성분을 삭힌 식품을 말합니다.

김치, 된장, 간장, 젓갈, 요구르트 등을 일컫습니다. 세계적인 장수 국가에서 사는 사람들의 장에서는 유산균이 많이 검출된다고 합니다. 하루 두세 끼의 식사에서 늘 발효식품을 곁들이면서 식간에 효소식품을 섭취한다면 금상첨화입니다. 발효에 대해서는 4장에서 다시 보충하겠습니다.

2) 조효소의 종류

자, 이제 조효소 각각의 물질에 따른 효과와 영향에 대해 살펴보도록 하겠습니다. 조효소는 효소의 활성을 돕는 것이 주요 작용이지만, 그 외에도 조효소만의 고유한 생리학적 기능이 있습니다.

(1) 비타민

비타민은 유기물질로서 다양한 생리활성을 돕습니다. 지금까지 알려진 작용으로는 혈액 응고, 항체 형성, 세포 성장, 뼈와 이의 형성, 감염에 대한 저항, 피부와 신경의 재생 등입니다.

우선 비타민은 크게 물에 녹는 수용성 비타민과 기름에 녹는 지용성 비타민으로 나눌 수 있습니다. 수용성 비타민으로는 비타민 B와 비타민 C가 있는데 장에서 흡수되어 소변으로 배출됩니다. 몸속에 머물지 않고 밖으로 배출되니 매일 섭취해야 합니다. 지용성 비타민으로는 비타민 A, D, E, K가 있습니다. 이들은 기름과 같이 움직이면서 흡수와 배출이 됩니다. 그래서 지방의 흡수를 너무 적게 하면 지용성 비타민의 대사작용에도 방해가 됩니다.

최근 지방을 완전히 억제하는 다이어트 식단이 인기를 얻고 있는데, 무리한 지방 억제는 오히려 건강에 해를 끼칠 수 있습니다. 지용성 비타민은 소변으로 배출되지 않고 일부는 대변으로, 일부는 지방세포와 간세포에 축적됩니다. 즉, 소화 분해되는 양이 적으므로 지용성 비타민을 섭취할 경우에는 섭취량을 잘 조절해야 하며 다량 복용했을 경우에 발생할 수 있는 독성에 유의해야 합니다. 즉, 섭취할 때 스스로 몸 상태를 잘 관찰해야 합니다. 지용성 비타민은 수용성 효소와 결합하기 어려워 엄밀한 의미에서 조효소라고 할 수 없지만, 넓은 의미에서는 간접적인 조효소로 간주되기도 합니다.

〈표 2〉는 비타민의 다른 이름을 알려 줍니다. 제품마다 달리 표시된 경우가 있으므로, 다른 명칭을 알아 두시면 좋습니다.

(2) 미네랄

미네랄은, 탄소나 질소가 아닌 다른 물질로서 주로 금속이온을 지칭합니다. 시골에서 소를 관찰하다 보면, 소가 가끔 우리 주변의 쇠막대기를 혀로 핥아먹는 것을 볼 수 있습니다. 이것은 소가 철이온이 부족할 때 하는 본능적인 행동이라고 합니다. 우리 몸에서 효소의 기능을 증진시키기 위해서는 금속이온의 역할이 무척 중요합니다. 하나씩 살펴보도록 하겠습니다.

〈표 2〉 비타민의 다른 이름

비타민	다른 이름
비타민 A	베타카로틴(beta-carotene)은 비타민 A의 전구체. 전구체는, 무엇을 만들기 위해 반드시 필요한 그 전 단계의 물질을 가리킴.
비타민 B1	티아민(thiamin)
비타민 B2	리보플라빈(riboflavin)
비타민 B3	니아신(niacin and niacinamide)
비타민 B5	판토세닉산(pantothenic acid)
비타민 B6	피리독신(pyridoxine)
비타민 B12	시아노발라민(cyanobalamin)
비타민 B복합체	엽산(folic acid), 비오틴(biotin), 파바(PABA, para-aminobenzoic acid) 등
비타민 C	아스코르브산(ascorbic acid)
비타민 D	칼시페롤(calciferol)
비타민 E	토코페롤(tocopherol)
비타민 K	퀴논(quinone)

① **칼슘(Ca, calcium)**: 에너지를 생산하는 효소와 치유효과를 보이는 효소의 기능을 증진시킵니다. 뼈와 이를 강하게 하고 근육과 신경세포의 기능을 증진시킵니다. 우유, 육류, 달걀, 콩과 녹색식물에 많이 함유되어 있습니다.

② **크롬(Cr, chromium)**: 콜레스테롤과 지방산 합성효소의 기능을 돕습니다. 신진대사에 중요하며 근육운동, 에너지 생산에 관여합니다. 인슐린 호르몬과 결합하여 혈당조절기능을 합니다. 간, 굴, 어류, 치즈, 맥주 등에 함유되어 있습니다.

③ **구리(Cu, copper)**: 항산화작용을 하는 SOD(superoxide dismutase) 효소의 활성을 증가시킵니다. 단백질 합성과 지질의 형성을 돕고 상처를 치유

합니다. 철분이 헤모글로빈으로 결합되는 것을 돕기도 합니다. 육류나 조개류에 풍부하고 견과류와 콩에도 많이 들어 있습니다.

④ **요오드(I, iodine)**: 갑상선호르몬의 분리를 돕고 인체대사의 항상성을 유지시켜 줍니다. 해산물과 간유 등에 풍부하고 유기농으로 재배된 채소에도 많이 들어 있습니다.

⑤ **철분(Fe, iron)**: 세포 에너지 생산에 중요한 역할을 합니다. 각종 산화효소와 카탈라아제 등의 효소활성을 증진시킵니다. 빈혈에도 중요한 역할을 하는 것은 잘 알려진 사실이고, 육류와 견과류, 현미, 통밀 등에 풍부하고 계란이나 콩에도 상당량 함유되어 있습니다.

⑥ **마그네슘(Mg, magnesium)**: 마그네슘이 관여하여 그 활성이 증가되는 효소의 종류는 300가지가 넘습니다. 그만큼 강력한 조효소라고 할 수 있습니다. 단백질 합성, 근육의 수축, 에너지 생산, 칼슘 흡수, 뼈와 이의 생성을 돕습니다. 탄수화물, 지방, 단백질 대사에 필수적입니다. 우유 등의 유제품에 풍부하고 견과류, 콩류, 녹색 채소와 어류에 다량 함유되어 있습니다.

⑦ **망간(Mn, manganese)**: 효소의 활성을 돕는 중요한 조효소로서, SOD를 비롯한 다양한 항산화효소의 활성을 증대시킵니다. 정상적인 신경기능을 유지시키는 데 결정적 역할을 하는 것으로 알려져 있고 지방산, 콜레스테롤, 헤모글로빈 등의 합성에 관여합니다. 현미나 통밀에 많이 들어 있고 신선한 녹색 채소들이 주요한 공급원입니다.

⑧ **인(P, phosphorus)**: 탄수화물, 지방, 단백질을 산화시키는 효소의 활성을 증진시킵니다. 뼈와 이의 형성에 중요한 역할을 하고 세포의 삼투압을 조절하기도 합니다. 신경과 근육의 작용을 증진시키고 다양한 신체대사 물

질의 작용에 무척 중요합니다. 많은 효소와 비타민 B군은 인이 있어야 그 기능을 제대로 발휘할 수 있습니다. 육류, 어류, 유제품 등에 풍부하고 통밀이나 현미도 좋은 공급원입니다.

⑨ **칼륨(K, potassium)**: 키나아제(kinase)라고 하는 효소의 일부분입니다. 인체 내 세포의 정상적인 성장에 중요합니다. 인체 내 수액의 용액 균형을 이루어 세포가 건강하도록 돕습니다. 나트륨(Na, sodium)과 더불어 우리가 마시는 이온음료나 자리끼 음료의 주된 성분입니다. 심장의 박동을 정상적으로 유지시켜 주기도 합니다. 우유, 육류, 어류, 과일, 채소 등에 골고루 함유되어 있습니다.

⑩ **셀레늄(Se, selenium)**: 글루타티온과산화효소(glutathione peroxidase)라는 효소의 일부분으로서 가장 유명한 항산화제 중의 1가지입니다. 인체나 대사에 중요한 역할을 하며 비타민 E와 더불어 항산화작용을 증진시킵니다. 간이나 콩팥 등에 풍부하고 특정한 어류에 많이 들어 있습니다. 유기농으로 재배한 신선한 채소와 과일에도 풍부합니다.

⑪ **아연(Zn, zinc)**: 300개가 넘는 효소의 작용을 돕는 조효소로 알려져 있습니다. 탄수화물, 알코올 및 지방산의 대사를 돕습니다. 인체에 유해한 자유라디칼(free radical)을 제거하는 데 사용됩니다. 항체나 호르몬 생산에도 관여하며 신진대사의 거의 모든 부분에 관여하는 중요한 미네랄입니다. 식물성 재료보다는 육류에 많이 들어 있습니다. 유기농으로 신선하게 재배된 식물성 식품을 섭취하면 충분한 아연을 공급 받을 수 있습니다.

(3) 플라보노이드

플라보노이드(flavonoid)는 효소의 작용을 돕는 자연물질로서, 식물
성 유래 화합물을 가리킵니다. 혹자는 '비타민 P'라고도 합니다만,
엄밀한 의미에서 비타민은 아닙니다. 지금까지 200가지 이상의 플라
보노이드가 알려져 있는데, 오렌지, 자몽, 레몬, 체리, 포도, 녹차 등
에 많이 들어 있습니다.

　플라보노이드는 우리 몸속의 모세혈관을 강화시켜 줍니다. 몸속
구석구석에 피를 공급하는 혈관 중에서 가장 가느다란 혈관을 튼튼

〈표 3〉 플라보노이드의 종류와 작용

플라보노이드	원료	작용
안토시아니딘 (anthocyanidins)	꽃이 피는 식물	항산화제, 모세혈관 기능 증진
카테킨(catechins)	레드와인, 녹차	항산화제, 모세혈관 기능 증진
에피카테킨(epicatechins)	우롱차, 녹차	감염 억제, 혈압 감소
제니스틴(genistein)	콩	야맹증 개선, 항암, 항산화
헤스페리딘(hesperidin)	귤, 자몽, 레몬 등	항산화, 간기능 개선, 자외선 관련 보호기능
이소플라보노이드 (isoflavonoids)	콩	야맹증 개선, 항암, 항산화
퀘르세틴(quercetin)	양파, 브로콜리, 사과, 포도	항산화, 항암, 관절염 개선, 항당뇨, 항고혈압, 콜레스테롤 저감
루틴(rutin)	귤 껍질 안쪽의 흰색 부분, 레드와인, 살구, 체리	혈관벽 강화, 항산화, 감기 억제, 독감 예방, 천식 개선
탄닌류(tannins)	포도 껍질과 씨, 레드와인	항산화, 항바이러스

하게 해 주니 기억력도 좋아지고 눈도 밝아지고 손과 발의 기능이 향상되는 등 무척 다양한 생리효과가 있는 생리활성물질(bioactive compounds)이라고 할 수 있습니다.

플라보노이드는 또한 강력한 항산화제로서 세포의 노화를 방지하고 특히 비타민 C의 흡수를 도와 그 효과를 증대시키기도 합니다. 혈액순환의 개선, 궤양 치료, 당뇨 관련 질환의 호전, 알레르기 개선, 바이러스 감염 억제, 항암, 항콜레스테롤, 간질환 개선 등 이루 헤아릴 수 없는 다양한 기능이 보고되어 있습니다. 플라보노이드의 기능과 특징을 〈표 3〉에 몇 가지 적어 보았습니다.

(4) 코엔자임큐텐

최근에 널리 알려진 '코엔자임큐텐(Coenzyme Q10)'은 다른 말로 '코큐텐'이라고도 하고 화학물질명으로는 유비퀴논(ubiquinone)이라고 합니다. 물질 구조는 비타민 E와 비슷하나 비타민으로 구분되지는 않습니다. 인체 내에서는 아미노산의 일종인 페닐알라닌과 비타민 B_1, B_6, 그리고 엽산이 결합하여 만들어집니다. 자연계에는 10가지 코엔자임 큐가 있습니다만, 큐텐만이 인간의 몸속에서 발견되었습니다. 특히 심장에는 다른 기관보다 10배 이상 많은 코엔자임큐텐이 존재합니다. 그 다음이 간입니다.

문제는 나이가 들수록 인체 내에 이 물질의 양이 감소하고, 그것이 질병의 발생이나 노화와 관련이 깊다는 사실입니다. 과학자들은 20

세기 과학의 발견 중 가장 중요한 것의 하나로서 코엔자임큐텐 물질의 발견을 들기도 합니다. 인체에 존재하는 수많은 효소의 작용을 도울 뿐만 아니라 자체적인 항산화기능도 우수하여 면역기능을 유지시켜 주고 심장질환을 예방하는 기능도 보고되었습니다. 최근에는 에이즈(AIDS)의 치료에도 효과적이라는 연구결과도 있습니다. 현미와 통밀, 기름이 풍부한 어류에도 많이 들어 있습니다.

이제 효소와 그 작용을 돕는 물질의 상관관계에 대해 조금 더 이해가 되셨는지요? 효소의 기능을 극대화하기 위해서는 효소의 섭취도 중요하지만 조효소의 섭취 또한 잘 챙겨야 하는 것입니다. 최근 미국에서 조사한 바에 따르면, 일부의 조효소를 상당히 많이 복용하는 것으로 나타났습니다(〈표 4〉). 또한 일부 조효소는 너무 적게 섭취하기도 합니다. 가능한 신선한 채소와 어류를 중심으로 하는 식단을 유지하되 적절한 건강식품의 섭취를 통해 늘 최상의 건강을 유지하는 것이 바람직합니다.

〈표 4〉 조효소의 섭취량

조효소	섭취량
비타민 E	313%
비타민 C	305%
비타민 A	247%
구리	120%
아연	92%
셀레늄	49%

*미국 식품의약품안전청 기준 복용치를 100퍼센트로 기준하였을 경우

6. 효소와 유산균

아주 오랜 옛날부터 인류는 유산균이 가지고 있는 유익한 성질을 이용하며 살아왔습니다. 유산균은 장류, 김치와 같은 발효식품, 음료수, 의약품 및 사료첨가제에 이르기까지 광범위하게 활용되고 있습니다. 이러한 유산균은 사람을 비롯한 포유류의 소화관, 구강을 비롯하여 물, 토양, 공기 중에 널리 분포하고 있고, 우리가 섭취하는 발효식품 속에도 많은 양이 함유되어 있습니다. 따라서 유산균은 우리의 삶과 직간접적으로 연관되어 있는 유익한 공생 세균의 하나임을 알 수 있습니다.

1) 유산균이란 무엇일까요?

유산균(lactic acid bacteria)은 젖산균이라고도 하며 보통 소비하는 당의 50퍼센트 이상의 유산을 대사생성물로 생성하는 세균을 가리킵니다. 우리 장에 존재하는 대장균도 유산을 생성하지만 유산균이라고 하지 않는 이유는, 유산의 생성비율이 50퍼센트보다 훨씬 낮기 때문입니다.

　유산균은 특히 효소와 밀접한 관계를 가지고 있습니다. 효소와 유산균을 함께 섭취하였을 경우 우리 몸에 기여하는 바가 더욱 크기 때문입니다. 즉, 유산균의 효능을 효소가 더욱 증대시켜 주고, 효소의 효능을 유산균이 더욱 증대시켜 주기 때문입니다. 효소와 유산균은 서로가 없어서는 안 될 꼭 필요한 존재입니다.

다시 유산균을 정확히 정의해 보겠습니다. 포도당을 먹고 다량의 유산을 생성하면서 식품이나, 사람과 동물의 장내에서 인체에 해로운 물질인 인돌(indole), 스카톨(skatol), 페놀(phenol), 아민류, 암모니아 등을 생성하지 않고 부패를 방지하는 등의 유익한 작용을 하는 세균을 '유산균'이라고 합니다.

일반적으로 우리가 사용하고 있는 유산균은 크게 5가지 종류(속, genus)로 나눌 수 있습니다. 막대기 모양의 간균인 락토바실러스(Lactobacillus), 둥근 모양의 구균인 락토코커스(Lactococcus), 작은 구형의 스트렙토코커스(Streptococcus), 류코노스톡(Leuconostoc), 페디오코커스(Pediococcus) 등입니다. 최근 요구르트나 치즈 등 우유 발효제품에 대한 소비자의 기호가 다양해지면서 우수한 맛과 향을 지닌 새로운 미생물의 발견과 개발이 더욱 중요시되고 있습니다.

유산균은 사람의 장관 내부, 구강, 질 등에 늘 존재하고 있습니다. 이들 균을 '장내 세균'이라고 부르고, 균들의 집단을 '장내균총'이라고 부르지요.

2) 유산균은 어떤 일을 할까요?

우리가 섭취하는 유산균의 생리적 기능에 관계되는 요인으로는 4가지가 있습니다. ① 유산균을 배양하는 원료물질인 기질의 영양성분, ② 유산균의 세포벽과 세포질 성분 / 유산균이 분비하는 효소 등의 균체 구성성분, ③ 유산균이 생산하는 유산 등의 유기산, 다당류, 항균성 물질 및 대사산물, ④ 소화관에서 자라는 유산균의 의해 생산되는 여러 물질의 복합작용으로 이루어집니다.

이러한 작용 중 가장 대표적인 기능이 '정장작용'입니다. 우리 몸속의 장관에는 적어도 100종류 100조 개 이상의 장내 세균이 서식하고 있고, 이 세균이 음식물의 소화와 흡수를 돕고 감염을 방어하여 건강 유지에 도움을 주고 있습니다. 장내에 서식하는 유익한 유산균은 병원성 세균이 소화관 상피에 부착되는 것을 방해하여 질병 발생을 막아 주며, 유산균에 의해 생성된 항생물질이 병원성 미생물과 장내 유해균을 죽이거나 증식을 억제하기도 합니다.

유산균이 분비하는 물질은 효소를 비롯하여 유산, 지방산, 항생물질, 산화물질 등으로 다양하며, 이들 물질이 소화를 돕고 면역을 증강시키는 역할을 합니다. 사람이 나이가 들면 침과 위액의 분비량이 줄어들고 위장의 연동운동이 약해지는 동시에 유산균의 수도 감소하고 유해균의 수는 증가합니다. 그래서 노인들이 소화기 질환이나 변비에 잘 걸리게 되는 것이지요.

그 다음으로 중요한 작용이 '면역증강작용'입니다. 유산균은 면역계에서 중요한 역할을 하는 마이크로파지 활성화를 통한 세균과 바이러스의 신속한 감지, 임파구 분열 촉진으로 인한 암세포 증식 방지, 혈액 내의 항체인 면역글로불린 에이(IgA)의 생산을 증가시키고 감마

인터페론의 생성으로 면역력을 증진하여 질병에 대항합니다. 최근에는 실험동물과 배양세포를 중심으로 유산균의 알레르기 억제 효과가 보고되고 있고, 특히 아토피성 피부염을 중심으로 그 효과가 입증되고 있습니다. 물론 효소의 알레르기 억제 효과도 무척 높습니다.

유산균은 영양학적 가치도 무척 높습니다. 락토바실러스와 비피도박테리아 등은 성장하면서 젖산(혹은 유산, lactic acid)을 생성하고 부산물로 아밀라아제, 셀룰라아제, 리파아제, 프로테아제 등의 소화효소를 생성하여 음식의 소화와 흡수를 돕습니다. 유산균으로 우유를 발효시키면, 요구르트에서 엽산(folic acid)을 증가시키고 치즈에서 비오틴(biotin)과 비타민 B_6를 증가시키는 것으로 알려져 있습니다.

기타 작용으로 간경화 개선, 항암작용, 혈청 콜레스테롤 저하 기능 등이 있습니다. 이와는 별개로 최근 주목받고 있는 것이 '피부미용 효과'입니다. 모든 사람은 장내에 2~5킬로그램의 숙변을 지니고 있는데, 이 숙변 속의 유해 세균이 내뿜는 독성 물질이 혈액 속으로 들어가 상대적으로 혈관의 노출이 많은 얼굴에서 그 독성이 나타나면 피부 트러블을 일으키는 원인이 되기도 합니다. 이때 유산균을 섭취하면 숙변을 제거하고 숙변 속에 존재하는 유해 세균으로부터 독성 물질의 배출을 차단하여 피부미용에 효과가 있는 것입니다. 이외에도 유산균의 대사물질 중에 있는 천연 항생제가 피부의 여드름균 등 잡균의 성장을 억제하여 미생물에 의한 피부 트러블의 원인을 제거할 수 있다는 보고도 있습니다.

3) 유산균과 프로바이오틱스

요즘 각종 매체에 등장하는 '프로바이오틱스(probiotics)'와 유산균은 무엇이 다를까요? 우선 프로바이오틱스를 정의해 보겠습니다. 프로바이오틱스란, 프로바이오틱 미생물을 뜻하는 말로서 '생균활성제'라고 볼 수 있습니다. 일반적으로 사람이나 동물에 투여하여 여러 가지 건강증진 효과를 볼 수 있는 미생물을 가리킵니다. 즉, 유산균도 넓은 의미에서 프로바이오틱스로 볼 수 있습니다. 굳이 구분하자면 유산을 배출하여 우리 몸에 유익한 작용을 하는 미생물이 유산균이고, 유산이 아니더라도 여러 가지 다른 물질을 배출하여 우리 몸에 유익한 작용을 하는 미생물이 프로바이오틱스라고 할 수 있습니다(〈표 5〉). 그러나 일반적으로 프로바이오틱스를 유산균과 착각하는 이유는 프로바이오틱스의 대표적 미생물이 유산균이기 때문입니다. 즉,

〈표 5〉 프로바이오틱스에서 흔하게 사용되는 유산균

종류	유산균의 명칭
락토바실러스속	애시도필러스(*Lactobacillus acidophilus*), 카제이(*L. casei*), 델브루에키(*L. delbrueckii*), 셀로비오서스(*L. cellobiosus*), 커바투스(*L. curvatus*), 퍼멘툼(*L. fermentum*), 락티스(*L. lactis*), 플란타룸(*L. plantarum*), 루테리(*L. reuteri*), 브레비스(*L. brevis*)
비피더스균속	비피둠(*Bifidobacterium bifidum*), 아돌레센티스(*B. adolescentis*), 애니말리스(*B. animalis*), 인판티스(*B. infantis*), 서모필러스(*B. thermophilus*), 롱굼(*B. longum*)
엔테로코커스속	패칼리스(*Enterococcus faecalis*), 패슘(*E. faecium*)
스트렙토코커스속	크레모리스(*Streptococcus cremoris*), 살리바리우스(*S. salivarius*), 디아세틸락티스(*S. diacetylactis*), 인터메디우스(*S. intermedius*)

가장 흔하게 사용되는 프로바이오틱스는 유산균이라고 할 수 있습니다.

4) 프로바이오틱스의 특징

프로바이오틱스는 반드시 갖추어야 할 특징이 있습니다. 우선 프로바이오틱스는 여러 가지 건강에 유익한 특징 이외에도 동물이나 사람에게 해를 끼치지 않아야 합니다. 즉, 숙주에 해를 끼치지 않는 안전한 미생물이어야 하는 것입니다. 아무리 좋은 물질을 만들어 내는 미생물이라고 할지라도 그 미생물 자체가 숙주에 해를 끼치면 프로바이오틱스로 사용할 수는 없습니다. 왜냐하면 프로바이오틱스는 어떤 화학적 물질을 의미하는 것이 아니라 유산균이라는 미생물 그 자체를 의미하기 때문입니다.

다음으로 프로바이오틱 미생물은 위장 내의 산 또는 담즙과 같은 혹독한 조건, 그리고 다른 미생물과의 경쟁에서 살아남아야 하는 특징을 가지고 있습니다. 락토바실러스 미생물의 일종인 락토바실러스 아시도필루스(*Lactobacillus acidophilus*), 락토바실러스 카제이(*Lactobacillus casei*), 락토바실러스 존소니이(*Lactobacillus johnsonii*), 락토바실러스 플란타룸(*Lactobacillus plantarum*), 락토바실러스 살리바리우스(*Lactobacillus salivarius*) 등이 대표적인 미생물로서, 여러 유산균의 성분 표시를 살펴보면 이 미생물이 포함되어 있는 것을 쉽게 확인할 수 있습니다. 이 미생물들은 우리 몸속에 존재하는 효소 또는 다른 미생물 군체에 의하여 소화될 수 없는 복합 탄수화물을 신진대사시킬 수 있는 특징을 가지고 있습니다. 즉, 유익한 유산균만을 잘 키울 수 있는 '크기가 조금 큰 탄수화물'이 있다는 것인데, 우리는 이 물질을 올리고당 혹은 '프리바이오틱스(prebiotics)'라고 합니다. 이러한 프리바이오틱스는 장에서 락토바실러스의 성장을 선택적으로 촉진시킬 수 있습니다.

지금까지 살펴본 바와 같이 가장 흔하게 사용되는 프로바이오틱스 미생물은 유산균입니다. 이들은 건강한 동물들의 장에 많이 존재하며 식품의약품안전청(FDA)에서 '안전한 미생물(GRAS, generally recognized as safe)'로 인증되었습니다.

유산균 이외에 프로바이오틱스에 해당되는 미생물은 효모균[사카로미세스 세레비시애(*Saccharomyces cerevisiae*), 사카로미세스 보울다디(*Saccharomyces bouldardii*)]과 사상균[누룩곰팡이, 아스페르길루스 오리재(*Aspergillus oryzae*)]이 있습니다. 일반적으로 판매되는 프로바이오틱스 제품은 프락토올리고당(*FOS, fructooligosaccharide*)과 락토바실러스가 함께 들어 있는 제품 혹은 프락토올리고당과 락토바실러스와 비피더스균이 같이 포함된 제품들입니다. 이러한 제품들은 분말, 타블렛(정제), 캡슐 등의 제형으로 판매됩니다. 대표적인 프로바이오틱스 미생물인 유산균과 비피더스균이 건강상 얼마나 유익한지 과학적으로 입증된 효능은 다음과 같습니다.

- 로타바이러스에 의한 설사 개선   · 항생제 관련 설사 개선
- 유당불내증 경감   · 유아의 식이성 알레르기 증상 경감
- 정장작용

이 밖에 동물실험이나 인체 임상실험 수준에서 효과가 인정되나 좀 더 체계적인 임상실험이 필요한 내용들로는 다음과 같은 것이 있습니다.

- 발암 위험 저감   · 면역기능 조절
- 알레르기 저감   · 혈압 강하
- 위내 헬리코박터균 억제   · 장내 환경 개선
- 설사의 저감   · 식이성 콜레스테롤 저감
- 유아 및 아동의 호흡기 감염증 억제   · 구강 내 감염증의 저감
- 과민성 대장염, 크론병(Crohn's disease, 염증성 장질환의 일종으로 만성적인 염증이 특징인데 원인은 아직 밝혀져 있지 않다), 궤양성 대장염 경감

이 가운데 중요한 효능 중의 하나가 면역기능의 증강인데, 프로바이오틱스를 섭취하면 대식세포의 NK세포(natural killer cell, 자연살해세포)로 대표되는 자연면역, 항체 생산과 관계있는 획득 면역이 활성화됩니다. 프로바이오틱스는 장관에 도달한 후 그 작용이 시작되

어 몸 전체의 면역계를 활성화시키는 효과가 있습니다.

5) 효소와 유산균을 함께 복용하면 좋은 이유

유산균은 넓은 의미에서 효소의 활동을 돕기 때문에 조효소의 일종으로 간주하기도 합니다. 그렇다면 왜 효소와 유산균을 같이 복용하면 더 좋을까요?

일반적으로 효소는 음식의 분해와 소화를 촉진하여 음식물의 분해물질인 포도당과 아미노산 등이 장내 미생물의 먹이로 쉽게 이용될 수 있도록 도와줍니다. 그리고 신선한 과일과 채소로 이루어진 음식 속에는 다양한 종류의 프리바이오틱스가 풍부하게 들어 있습니다. 따라서 효소가 풍부한 식품과 건강식품을 꾸준히 섭취하면 소화기능이 향상될 뿐만 아니라 우수한 프리바이오틱스를 공급해 주게 됩니다.

프리바이오틱스와 더불어 양질의 프로바이오틱스를 섭취하는 것이 좋습니다. 음식으로는 맛있는 김치나 청국장 등의 발효음식을 즐겨 먹어야 합니다. 김치는 전통 발효식품의 대명사로 유산균의 보고 (寶庫)입니다. 과거에는 김치 속에 든 유산균은 위산에 약해 장까지 도달하지 못하는 것으로 알려졌습니다. 그러나 여러 연구결과에 따르면 김치에 있는 유산균은 거뜬히 장의 내부에 안착합니다. 오이지, 동치미, 피클 등 절임채소에도 유산균이 들어 있습니다. 김치나 절임채소에는 프로바이오틱스뿐만 아니라 효소도 풍부합니다. 빵 속에도 유산균이 들어 있으나 굽는 과정에서 죽는 것이 문제이긴 합니다. 유산균을 분말화해 건조한 정장제도 이용할 만합니다. 일부 유아용 분유에는 정장제가 첨가되어 있습니다. 특히, 정장제는 장기간의 해외여행 시에 휴대하여 섭취하기에 알맞습니다. 수백억 마리의 유산균이 든 발효유를 하루 1병 이상 먹는 것은 가장 간단하고 효과적인 프로바이오틱스 섭취법입니다.

효소와 프로바이오틱스를 같이 섭취하는 것에 대해 가장 많이 오해하는 것 중의 하나가, 효소는 장 건강과 무관하다는 것입니다. 이것은 잘못된 생각입니다. 효소는 음식의 분해와 소화를 도와 장을 건강하게 하는 가장 중요한 성분 중의 하나입니다. 효소의 종류 중에서 식물 유래 혹은 동물 유래 효소가 모두 도움을 줍니다. 물론 효소는 소화뿐만 아니라 면역기능과 항염기능도 가지고 있어서 프로바이오틱스 혹은 유산균과 궁합이 잘 맞습니다.

또 다른 오해 중의 하나는 유산균 발효유를 마시면 금세 대변이 황금색으로 변한다는 것입니다. 그러나 장내 세균의 변화는 하루아침에 이뤄지지 않습니다. 장기간 음용해야 대변 색깔에 영향을 미칩니다. 특히 황금색 변은 유아기의 특징으로 성인들은 황금색에 가까운 변이지 황금색 변은 아닙니다.

특히 효소나 유산균은 장까지 도달할 수 있습니다. 효소는 그 특징에 따라 위액에도 파괴되지 않는 제품도 있으며, 일부 제품은 코팅기법을 도입하여 장에서 그 효과를 발휘하도록 만들어져 있습니다. 유산균이 장까지 도달하는 것은 여러 실험을 통해 확인된 내용입니다.

즉, 결론은 이렇습니다. 최근 국내에서 판매되고 있는 곡류발효효

❖ **효소와 프로바이오틱스에 대해 몇 가지 오해**

① 효소는 장건강과 무관하다.

효소는 음식의 분해와 소화를 도와 장을 건강하게 하는 가장 중요한 성분 중의 하나입니다. 식물이나 동물에서 유래한 효소 모두가 도움을 줍니다.

② 유산균 발효유는 충치를 유발한다.

충치를 일으키는 뮤탄스균은 유산균 발효유에 사용되지 않습니다. 또 발효유에 든 설탕의 양은 미미하며 최근에는 다른 감미료도 사용합니다.

③ 유산균 발효유를 마시면 금세 대변이 황금색으로 변한다.

장내 세균의 변화는 하루아침에 이루어지지 않습니다. 장기간 음용해야 대변 색깔에 영향을 미칩니다. 특히 황금색 변은 유아기의 특징으로, 성인들은 황금색에 가까운 변이지 황금색 변은 아닙니다.

④ 효소나 유산균은 장에까지 도달하지 못한다.

효소는 그 특징에 따라 위액에도 파괴되지 않는 제품도 있으며, 일부 제품은 코팅기법을 도입하여 장에서 그 효과를 발휘하도록 만들어져 있습니다. 유산균이 장에까지 도달하는 것은 여러 실험을 통해 확인됐습니다.

⑤ 유산균 발효유는 대부분 위에서 죽는다.

약이 아니므로 식전 식후 어느 때 먹어도 무방합니다. 유산균은 위에서 대부분 죽지 않고 소장, 대장에까지 전달됩니다.

⑥ 발효식품을 즐겨 먹으면 살이 찐다.

발효식품은 열량이 낮습니다.
⑦ 효소를 즐겨 먹으면 인체 소화기능이 떨어진다.
효소가 풍부한 식사는 몸의 신진대사를 증대시키고 전반적인 소화력을
향상시키며 중독성이 없어 안전합니다.

소와 락토바실러스 등의 유산균이 같이 들어 있는 제품은 소화를 돕고 장을 건강하게 하는 정장기능과 더불어 항염, 면역 기능의 증강 기능이 있어서 각각을 따로 복용하는 것과는 다른 상승작용이 존재합니다. 그래서 유산균을 효소의 기능을 돕는 조효소라고 부르기도 합니다.

6) 프리(pre)와 프로(pro)의 차이

그렇다면, 장을 건강하게 지킬 수 있는 프리바이오틱스와 프로바이오틱스란 무엇일까요? 우선 어원부터 살펴보면, 살아 있는 생물을 의미하는 '바이오(-bio)'와 '앞 혹은 전 단계'를 의미하는 '프리(pre-)', 위하여(for)의 의미를 가진 '프로(pro-)'가 결합되었다는 의미를 가지고 있습니다. 그래서 '프리바이오틱스(prebiotics)'는 살아 있는 미생물의 먹이가 되는 물질을 의미하고, '프로바이오틱스(probiotics)'란 인체에 유용한 살아 있는 미생물을 의미합니다. 그래서 일반적으로 프로바이오틱스를 유산균과 거의 동일한 의미로 사용하고 있는 것입니다.

사람은 미생물의 도움 없이 스스로의 힘으로는 살아갈 수 없는 존재입니다. 만일 장 속에 미생물이 없다면 우리는 음식물을 소화하고 흡수하는 데 어려움을 겪으면서 결국 생명을 유지할 수 없을 것입니다. 따라서 미생물이 우리의 생존에 많은 도움을 준다는 사실은 아무리 강조해도 지나침이 없습니다. 그래서 최근 대장(大腸) 건강의 키워드는 프리바이오틱스와 프로바이오틱스입니다.

좀 더 살펴보면, 2001년 세계보건기구(WHO)와 국제식량기구(FAO)의 합동전문가위원회는 프로바이오틱스를 '살아 있는 미생물로 적당한 양을 섭취하면 건강에 유익한 세균'이라고 정의했습니다. 프리바이오틱스는 세균이 아니라 이미 장 속에 살고 있는 유익한 세균의 성장을 돕는 성분입니다. 여기서 문제가 되는 것이 장내 모든 미생물이 아니라 유익한 세균의 성장을 돕는다는 것입니다. 우리의 장에는 유익한 세균뿐만 아니라 유해한 세균도 존재합니다. 이중에서 유익한 세균만을 성장시키려면 유익한 세균이 특별히 좋아하는 먹이가 필요합니다.

지금까지의 연구결과를 종합해 보면 올리고당이 가장 대표적인 프리바이오틱스라고 할 수 있습니다. 일반적으로 모유를 먹은 아기의 장이 더 건강하고 면역력이 강한 것으로 알려져 있는데, 이는 모유에 포함된 프리바이오틱스(올리고당) 덕분입니다. 요즘 출시되는 일부 분유나 건강음료, 유아식, 식사대용식에는 프리바이오틱스 성분이 들어가 있습니다. 또 프로바이오틱스와 프리바이오틱스를 동시에 섭취할 수 있는 신바이오틱스(synbiotics)라는 제품까지 나왔습니다. 유산균 음료에 올리고당을 첨가한 제품이 예라고 할 수 있습니다.

　프리바이오틱스, 프로바이오틱스와는 다르게 장의 건강을 돕는 물질이 있는데 이것이 식이섬유입니다. 식이섬유는 그 크기에 따라 물에 잘 녹는 수용성 식이섬유(고구마의 경우처럼)와 물에 녹지 않는 실처럼 생긴 불용성 식이섬유로 나눌 수 있습니다. 2가지 식이섬유 모두 일정 부분 장의 연동운동을 돕기 때문에 장내 미생물이 건강하게 잘 움직이는 것을 돕고 음식물의 흐름을 조절하게 됩니다. 결국 장이 두루두루 편하려면 '유산균＋올리고당＋식이섬유'라는 등식이 성립하게 되는 것입니다.

　그러기 위해서는, 프리바이오틱스와 프로바이오틱스를 장 내부로 공급하는 물질적 측면과 더불어 장내 환경적 측면에서 약산성의 환경을 만들어 주는 것이 무엇보다 필요합니다. 식초의 시큼한 맛은 식초 속에 포함된 아세트산이라는 물질 때문인데, 이 물질이 물에 녹으면 약산성(pH값으로 5 전후)을 띠게 됩니다. 건강한 장에 존재하는 미생물은 분비물질로 약산성 지방산을 많이 배출합니다. 이렇게 배출된 물질이 미생물의 환경을 약산성으로 만들어 유익한 세균이 더욱 살기 좋게 해 주는 것입니다.

　장 건강은 인체 건강의 척도라고 할 수 있습니다. 대장 안에는 무수히 많은 세균이 살고 있습니다. 대변 1그램에 들어 있는 세균 수는 약 1천억 마리에 달합니다. 무게로 따지면 많게는 대변량의 5～10퍼센트가 미생물의 양이라고 볼 수도 있습니다. 대장에 사는 세균은 장

건강에 이로운 유익균과 해로운 유해균으로 나뉩니다. 대표적인 유익균은 비피도 박테리아, 락토바실러스 등의 유산균입니다. 이 유산균은 장내에 존재하는 부패 세균, 병원균, 식중독균 등 유해균의 성장을 막아 냅니다. 장내에서 유산균의 세력이 약해지면 설사를 일으키는 것은 이런 이유 때문입니다.

그러나 유익균은 나이가 들면서 비율이 줄어듭니다. 이것이 김치와 유산균 음료 등 프로바이오틱스를 즐겨 먹어야 하는 이유입니다. 프로바이오틱스의 건강상 이익은 한두 가지가 아닙니다. 유해균이 장내에서 발암물질을 생성하는 것을 억제해 대장암을 예방합니다. 변비를 예방하며, 혈중 콜레스테롤 수치를 떨어뜨립니다. 피부 미용에도 도움을 주는 것으로 알려져 있으며, 위암의 주범 중 하나인 헬리코박터 파일로리(*Helicobacter pylori*)균도 죽인다고 합니다.

한편 학계에서는 프로바이오틱스가 독감, 조류, 인플루엔자(AI), 사스(SARS, 중증급성호흡기증후군), 겨울철 어린이 설사에도 효과가 있을 것으로 기대합니다. 한국인이 사스에 걸리지 않은 것은 김치의 프로바이오틱스(유산균) 덕분이란 추론도 제기됐습니다. 아직 사람을 대상으로 한 연구에서는 프로바이오틱스의 항균, 항바이러스 효과가 입증되지 않았습니다. 그러나 동물실험에서는 프로바이오틱스가 독감 바이러스의 감염을 억제하고 이로 인한 사망률을 낮추는 것으로 밝혀졌습니다.

겨울철 어린이 설사의 가장 흔한 원인인 로타바이러스를 억제하는 데도 프로바이오틱스가 효과적입니다. 로타바이러스의 감염으로 장내 세균(유익균과 유해균) 균형이 무너지는 것을 막아 설사를 예방한다는 원리입니다. 현재 바이러스에 의한 설사에 특효약(백신)이 없다는 점을 감안할 때 "겨울철에 감기가 잦은 어린이는 평소 김치나 유산균 음료를 즐겨 먹으라"고 전문가들은 조언합니다.

7) 신바이오틱스

최근 다양한 매체와 SNS에서 신바이오틱스(synbiotics)라는 용어가 많이 사용되고 있습니다. 이 용어는 프로바이오틱스로 대표되는 유산균의 한 종류라고 볼 수 있는데, 좀 더 자세히 살펴보면 다음과 같습니다. 편의상 유산균 제품의 발전을 시대별로 구분하면, 1세대를 살아 있는 생균인 활성 유산균 혹은 프로바이오틱스라고 합니다. 2세대는 살아 있는 생균이 아니고 유산균이 좋아하는 먹이인 식이섬유 혹은 프리바이오틱스를 가리킵니다. 균 혹은 미생물은 아니지만 명칭에 바이오틱스라는 이름이 들어가 있어서 유산균 제품의 분류에 넣기도 합니다. 3세대 제품은 유산균에 유산균의 먹이를 같이 첨가한 것인데, 2가지를 함께 넣었다는 의미에서 영어의 '동시에'를 의미하는 'syn-'을 넣어서 '신바이오틱스(synbiotics)'라고 합니다. 최근에서 여기에서 한 단계 더 나아가 '포스트바이오틱스(postbiotics)'라는 제품도 등장했는데, 신바이오틱스 다음에 나온 바이오틱스라는 의미로 영어의 접두사인 'post-'를 붙인 바이오틱스 제품입니다. 이 제품은 유산균에 유산균의 먹이인 프리바이오틱스와 죽어 있는 유산균 배양물까지 추가한 것입니다. 최신 연구결과에 따르면 살아 있는 유산균뿐만 아니라 죽어 있는 유산균의 사체도 면역증강 기능을 하는 것으로 나타났습니다. 이상의 내용을 간단히 식으로 정리하면 다음과 같습니다.

1세대 유산균   프로바이오틱스 = 살아 있는 유산균

2세대 유산균   프리바이오틱스 = 유산균의 먹이

3세대 유산균   신바이오틱스 = 살아 있는 유산균 + 유산균 먹이

4세대 유산균   포스트바이오틱스 = 살아 있는 유산균 + 유산균 먹이

                        + 유산균 배양물 혹은 죽은 유산균

우리 몸의 화학반응: 대사

·

2장

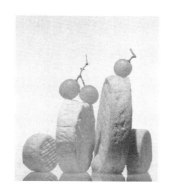

　우리는 살기 위해서 먹지만 반대로 먹는 것 때문에 병에 걸리기도 합니다. 따라서 '어떻게 하면 잘 먹고 잘 살 수 있을까?'라는 화두는 현대인들에게 더욱 중요하게 다가옵니다. 효소를 잘 이해하기 위해서는 우리가 섭취하는 대표적인 에너지원인 탄수화물, 단백질, 지방의 대사와 관련된 이야기를 뺄 수가 없습니다. 조금은 어렵더라도 우리 몸속에서 일어나는 화학반응을 이해해야 합니다. 효소는 이 화학반응의 모든 단계마다 관여해서 그 반응속도를 빠르게 하여 우리의 생명을 유지하고 있으니까요. 자, 그럼 탄수화물부터 들어가 볼까요?

1. 탄수화물의 대사: 세포의 가장 빠른 에너지원

우리는 매일 탄수화물을 먹으면서 살고 있습니다. 밥, 빵, 면류, 고구마, 감자 등 모든 식사의 대부분은 탄수화물로 이루어져 있다고 해도 과언이 아니지요. 스페인 속담에 '빵과 포도주가 있다면 너는 네 갈길을 갈 수 있다'라는 말이 있다고 합니다. 그만큼 탄수화물이 우리의 생명에서 차지하는 비중이 크다는 것이지요. 물론 우리가 이러한 식단을 구성하게 된 데에는 문화적인 이유가 작용하기도 하지만, 이 책에서는 우리 신체에서 일어나는 현상과 효소의 역할에 한정지어서 살펴보도록 하겠습니다.

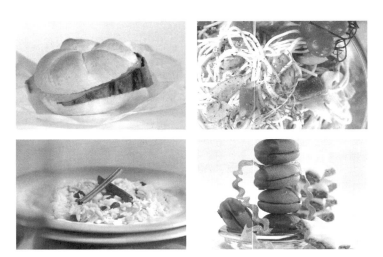

〈그림 4〉 탄수화물로 이루어진 음식들

1) 탄수화물이란?

탄수화물(탄소에 물이 들어 있다는 의미에서 영어로는 carbohydrate라고 합니다)의 대사는, 우리 몸에서 가장 중요한 에너지원을 만드는 과정입니다. 인간을 포함한 모든 동물은 대개 음식물의 전분(녹말, starch)과 글리코겐(glycogen)을 분해하여 상당량의 포도당(glucose)과 여러 가지 당(sugars)을 얻습니다. 동물은 포도당의 농도가 높을 때는 글리코겐을 합성하여 저장합니다. 이때 세포 내의 인산농도가 높으면, 생체 내에서의 분해반응이 더 유리하게 진행됩니다.

한편, 포도당은 세포 내에 저장되어 있는 (동물의) 글리코겐과 (식물의) 녹말을 분해해서도 얻을 수 있습니다. 우리가 먹는 탄수화물은 우리 입속의 침과 위액에 존재하는 여러 탄수화물분해효소에 의해서 잘게 분해되어 포도당으로 바뀝니다. 이러한 일련의 분해반응이야말로 우리 삶의 원동력이 되는 것이지요.

2) 탄수화물의 대사과정

인간을 비롯한 모든 동물은 격렬한 운동이나 활동을 하는 동안, 마치 자동차의 기어를 바꾸는 것과 같이 대사작용을 바꿀 수 있는 놀라운 능력이 있습니다. 이러한 대사 적응성 때문에 신체는 어떠한 운동을 하느냐에 따라 여러 가지로 다른 에너지원을 사용합니다. 물론 모든 에너지원은 궁극적으로 ATP라고 하는 물질로 전환되지요. 그래서

ATP를 우리 몸에서 일어나는 활동의 화폐라고 합니다.

우리가 활발히 신체활동을 하면, 우선 근육에 있는 글리코겐이 분해되어 필요한 포도당을 공급합니다. 따라서 지치도록 운동한 후에는 어떤 음식을 섭취하느냐에 따라 신체의 회복 정도에 큰 차이가 있습니다. 단백질과 지방이 주로 포함된 식단은 근육에 글리코겐을 대부분 축적(회복)시키지 못합니다. 반면에 고탄수화물 식단은 근육 글리코겐을 신속하게 회복시킵니다. 그러나 이 경우에도 글리코겐 저장이 완전히 회복되려면 이틀 정도 걸립니다. 따라서 무리한 육체노동이나 운동을 한 후에는 균형 잡힌 식사와 함께 효소를 반드시 섭취하고 이틀 정도 쉬어야 지친 몸을 효과적으로 회복할 수 있습니다.

사람을 비롯하여 모든 생명체에서 섭취한 음식 혹은 몸속에 존재하는 대사물질로부터 포도당을 합성할 수 있는 능력은 무척 중요합니다. 예를 들면 사람은 일상적인 생활을 위해서(혹은 필수적인 대사작용을 위해서) 매일 160그램 내외의 포도당을 소모합니다. 소모되는 포도당 가운데 75퍼센트가 뇌에서 사용됩니다.

한편 우리 몸속의 체액에는 포도당이 20그램 정도밖에 없고 저장된 포도당이라고 할 수 있는 글리코겐의 양은 200그램 정도 있습니다. 따라서 인체는 하루에 필요한 포도당의 양보다 약간 많은 양을 가지고 있는 셈입니다. 따라서 포도당을 음식물로부터 섭취하지 않으면 우리 몸은 몸속에 있는 다른 물질로부터 포도당을 합성할 수밖에 없습니다.

예를 들어 우리가 운동을 하면 근육은 해당작용이라는 반응을 통하여 젖산과 피루브산을 만들고, 이렇게 만들어진 산을 재생하여 포도당을 만드는 일련의 과정을 거치게 됩니다. 물론 이 모든 과정에 효소가 관여하고 있습니다. 아마 독자 여러분은 탄수화물과 관련된 효소로 아밀라아제나 글루코아밀라아제(glucoamylase) 등을 생각하시겠지만, 실제 인체 내에서 중요한 역할을 하는 효소로는 '글루코스-6-인산 탈인산효소', '프락토스-1,6-비스인산 탈인산효소', 'PEP 카복시인산화효소', '피루브산 카복실화효소' 등 조금 어려운 이름을 가지고 있습니다.

성인은 하루에 160그램의 탄수화물을 대사하는데, 균형 잡힌 식사를 한다면 이 정도의 탄수화물은 충분히 공급될 수 있습니다. 일반적으로 대부분의 탄수화물은 녹말 형태로 섭취되며 글리코겐은 아주 소량을 섭취합니다. 따라서 음식물을 통해서 너무 적은 양의 탄수화물이 공급된다면, 간과 근육 조직에 저장되어 있던 글리코겐이 사용됩니다. 이 탄수화물을 아밀라아제라는 효소가 작용하여 분해시킵니다. 아밀라아제의 종류 가운데 알파아밀라아제라는 효소는 침과 췌장액의 중요한 구성 성분이며, 베타아밀라아제(β-amylase)는 식물에서 발견됩니다. 알파와 베타의 의미는 단지 효소의 종류를 구분하기 위해 붙여진 말입니다. 알파아밀라아제는 녹말을 중간 부분에서 뚝뚝 잘라서 작은 올리고당으로 분해하는 효소입니다. 글리코겐과 녹말은 분자 모양이 나뭇가지처럼 생겼습니다. 줄기에 곁가지가 많은 모양이지요. 이렇게 생긴 것을 잘게 자르기 위해서는 알파와 베타 아밀라아제가 모두 필요합니다.

이렇게 효소가 작용하는 탄수화물의 소화는 그 자체가 매우 효율적인 과정으로서, 섭취한 음식물의 대부분을 흡수, 대사합니다. 이러한 소화과정 중에 일어나는 녹말과 글리코겐의 분해속도는 조절되지 않습니다. 즉, 브레이크를 밟지 않고 액셀러레이터만을 밟는 것처럼 최대 속도로 일어난다는 말이지요. 반면 조직에 저당된 글리코겐은 잠재적인 에너지의 저장원으로서 이것의 합성과 분해에 관여하는 반응들은 매우 면밀히 조절됩니다. 이 조절에 관여하는 주 효소는 글리코겐인산화효소(glycogen phosphorylase)입니다.

3) 탄수화물 대사와 당뇨

생물체의 대사 요구를 제대로 만족시키려면 중요한 에너지 저장물질인 글리코겐의 합성과 분해가 매우 신중하게 조절되어야 합니다. 포도당은 뇌의 대사에 중요한 연료이므로 순환되는 혈액 내에서 일정한 농도로 유지되어야 합니다[보통 5밀리몰농도(mM)]. 또한 글리코겐이 분해되어 생성되는 포도당은 근육 수축의 중요한 에너지원이기도 하지요.

뇌, 근육과 같이 대부분의 포도당을 소비하는 포유동물의 기관은 포도당을 합성하지는 않습니다. 우리 몸속에서 포도당의 합성은 간에서 90퍼센트, 그리고 신장에서 10퍼센트를 담당하고 있습니다. 간과 신장에서 합성된 포도당이 혈액으로 방출되면 대사의 필요성에 맞추어 뇌, 심장, 근육, 적혈구 등에 바로 흡수됩니다. 반대로 이들 조직에서 생성된 피루브산과 젖산은 간과 신장으로 되돌아와 포도당을 합성하는 데 사용됩니다.

이렇게 녹말과 글리코겐, 포도당의 관계는 무척 복합적이면서 중요합니다. 특히 조직 내 글리코겐의 저장과 이용, 혈액 내 포도당 농도의 유지, 기타 탄수화물 대사작용 등은 인슐린(insulin), 글루카곤(glucagon), 에피네프린(epinephrine), 글루코코르티코이드(glucocorticoid)와 같은 호르몬에 의해 엄밀히 조절됩니다. 우리 몸에 없어서는 안 될 포도당! 이 포도당이 혈액 속에 너무 많으면 문제가 생깁니다. 아무리 좋아도 과유불급이라고 적당한 양을 초과하면 문제가 생기는 것이지요.

일반적으로 식후 1시간 이후의 공복혈당치가 100데시리터당 밀리그램(mg/dL)을 넘으면 당뇨병이라고 알고 있습니다. 당뇨병은 혈액의 당을 흡수하지 못하거나 대사하지 못하는 질병으로, 수백만 명의 사람들을 괴롭히고 있습니다. 제1형 당뇨병 환자는 인슐린을 합성하지 못하거나 분비하지 못합니다. 반면에 제2형 당뇨병 환자는 충분한 인슐린을 만들어 내지만 인슐린에 대해 반응하는 분자경로에 결함이 있습니다. 일반적으로 인슐린은 혈액 내 포도당의 농도 증가에 대해 반응합니다. 포도당에서 글리코겐으로 전환을 담당하는 일차적인 호르몬이 인슐린입니다. 수많은 제2형 당뇨병 환자에서는 당뇨가 발병하기 전에도 '인슐린내성(insulin resistance)'이라고 불리는 상태를 볼 수가 있습니다.

최근 개발된 메트포민(Metformin)이라는 약은 인슐린에 대한 민감성을 증가시키는 약으로, 말초조직에 있는 포도당 운반 단백질을 이용하여 포도당의 흡수를 촉진시킵니다. 또한 이 약은 인슐린이 인슐린수용체에 결합하는 것을 증가시키고, 인슐린수용체의 타이로신 인산화효소 활성을 촉진하고, 간에서의 포도당 합성을 저해하기도 합니다. 간단히 말해서 당뇨약은 우리 몸속의 효소활성을 증가시키기도 하고 저해하기도 하면서 효과를 보인다는 것입니다.

당뇨병의 합병증 가운데 가장 대표적인 것이 백내장입니다. 제1형과 제2형 당뇨병 모두에서 노년기에 높은 빈도로 발생하는데, 고혈당증이 원인입니다. 포도당이 '알도오스환원효소(탄수화물에 수소를 첨가하거나 산소를 제거하는 기능을 하는 효소)'에 의해서 솔비톨(sorbitol)이라는 물질로 환원되는데, 이 물질이 렌즈섬유 내에 축적되어 세포 내부의 삼투압을 증가시켜 결국 세포가 터지게 만듭니다. 이것을 '백내장'이라고 하는데, 이 질병에서는 환원효소가 핵심입니다. 따라서 이 효소가 풍부한 쥐(rat)와 개에는 백내장 질환이 많고 이효소가 적은 생쥐(mouse)에는 백내장이 잘 발병하지 않습니다. 따라서 이 환원효소의 작용을 억제하는 약물은 백내장 치료에 효과적이라고 할 수 있습니다. 이처럼 1가지 효소라도 그 활성이 떨어지면 치명적인 질환이 발생하게 됩니다. 지금까지 탄수화물의 대사에 대한 일반 사항과 당뇨병에 대하여 알아보았습니다.

탄수화물의 대사를 원활히 하기 위해서는 효소의 역할이 무척 중요합니다. 특히 음식으로 섭취하는 식품효소의 역할이 중요합니다. 탄수화물분해효소를 충분히 보충하면 인체 내 탄수화물 대사를 잘 조절할 수 있습니다. 효소의 균형이 잘 이루어지면, 당뇨병과 같은 대사질환도 미리 예방할 수 있습니다.

당뇨병 환자는 혈액 내의 포도당 양을 하루에도 몇 번씩 자주 측정해 주어야 합니다. 최근에는 컴퓨터를 사용한 소형 자동화기기가 개발되어 이런 번잡한 일을 더 쉽고 편리하게 할 수 있게 되었습니다. 이런 혈당측정기는 모두 포도당산화효소를 사용하여, 포도당을 글루콘산(gluconic acid)으로 산화시키는 간단한 화학반응을 이용합니다. 이 반응으로 한 분자의 포도당이 과산화효소(peroxidase)에 의해 산화하면 한 분자의 포도당 산화물이 생성됩니다. 이렇게 생성된 과산화수소는 특별한 염료와 결합하여 색이 나도록 하여 측정할 수 있습니다. 환자의 손가락 끝을 찔러 피 한 방울을 채취하여 플라스틱 시험막대에 묻히고 혈당측정기에 삽입합니다. 이때 혈액은 모세관현상으로 시험막대를 통해 올라갑니다. 따라서 측정기를 넘쳐흐르는 일은 불가능합니다. 30초 안에 혈당수치가 디지털 계기판에 나타납니다. 이때 충분한 양의 혈액이 시험막대에 모여지지 않으면 실패 신호를 보냅니다. 최신 혈당측정기는 며칠간 축적된 혈당량 자료를 저장하고 분석할 수도 있습니다.

당은 설탕을 비롯한 당 성분을 가리키는 말입니다. 당이란 식용 결정체이고 단맛을 내는 설탕, 유당, 과당 등의 물질을 지칭하는 비공식적인 용어인데, 대부분의 경우 음식에서 당이라 함은 거의 확실하게 사탕수수와 사탕무에서 얻어지는 설탕을 지칭합니다. 다른 여러 가지 탄수화물(혹은 당)도 식음료 산업에서 사용되지만 그들은 보통 포도당이나 과당 혹은 맥아당 등과 같은 특별한 이름으로 불립니다.

앞에서 탄수화물이라는 용어가 탄소와 물이 한 분자 안에 같이 있다는 의미라고 말씀드렸습니다. 물론 학문적으로는 탄수화물은 단당류, 혹은 단당류가 여럿이 결합한 중합체를 가리키는 대표적인 유기물로서, 보통 탄소가 5개 혹은 6개로 이루어져 5탄당 혹은 6탄당이라고 합니다. 5탄당을 펜토스(펜타, penta는 5를 의미)라고 하며 6탄당은 헥소스(헥사, hexa는 6을 의미)라고 합니다. 가장 간단한 탄수화물은 포름알데히드(HCHO)이고 간혹 9탄당 분자가 존재하기도 합니다. 대표적인 탄수화물로는 포도당, 맥아당, 올리고당, 녹말 혹은 전분, 섬유소 혹은 셀룰로오스(cellulose)가 있습니다. 우리 몸속에서는 포도당이 에너지원으로 사용됩니다.

포도당은, 알데하이드기를 가지는 당의 일종으로 사슬 모양보다는 흔히 육각고리형으로 존재합니다. 분자식은 $C_6H_{12}O_6$, 분자량은 약 180입니다. 다당류로 결합했을 때의 형태에 따라 알파형과 베타형이 있습니다. 뇌와 신경, 폐 조직에 있어서 포도당은 필수적인 에너지원입니다. 혈중 포도당 농도에 민감하게 반응하여 결핍증이 생기면 즉각 경련을 일으키게 됩니다. D형, L형 2종의 광학이성질체(왼손과 오른손의 차이처럼 물질의 형태가 거울에 비친 것과 같이 다른 것)가 있는데, 천연으로는 D형만이 존재하며 이 D-포도당을 일반적으로 그냥 포도당이라 합니다. 포도당은 달콤한 과즙, 동물의 혈액·림프액 등에 유리 상태로 존재하는 외에 글리코겐, 녹말, 섬유소 등의 다당류, 설탕 등의 이당류 및 여러 배당체(탄수화물과 다른 물질이 결합된 형태)의 구성 성분으로서, 또한 세포벽의 구성 성분으로서 자연계에 널리 존재합니다.

포도당은 탄수화물 대사의 중심적 화합물로서 이용 경로는 매우 복잡하며, 에너지원으로서 분해되는 경로는 특히 중요합니다. 포도당은 먼저 헥소키나아제(hexokinase)의 작용으로 글루코스6인산이 되고 해당과정(당을 분해하는 과정)을 거쳐 피루브산(pyruvate)으로 분해됩니다. 또한, 호기적(好氣的, aerobic) 조건에서는 구연산회로(TCA회로 혹은 크렙회로)를 거쳐 이산화탄소와 물로 분해되면서 에너지를 방출합니다.

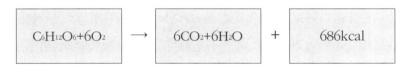

〈그림 5〉 포도당의 구연산회로

4) 케토제닉 다이어트

최근 케토제닉 다이어트(ketogenic diet)가 붐을 이루고 있습니다. 케토제닉 다이어트의 핵심은 모든 식단에 탄수화물을 최소한으로 제한하면서 매일 적당한 양의 단백질을 섭취하고 일정량(0.5그램)의 지방을 식단에 포함시키는 것입니다. 이를 통해 지방이 체내의 새로운 연료 공급원으로 사용될 수 있게 해야 합니다. 대표적인 지방 식품으로는 코코넛오일, 아보카도, 정제된 버터(수입산 야생 목초 버터)와 견과류 등이 있습니다. 추가적으로 항산화제와 비타민, 미네랄이 풍부한 녹황색 채소와 다양한 색의 과일을 포함하는 것이 좋습니다. 브로콜리, 시금치, 파슬리, 미니양배추, 호박 등의 채소와 블루베리, 블랙베리, 크랜베리 등의 베리류가 좋습니다.

케토제닉 다이어트는 케톤식이 요법이라고도 불리며, 고지방과 적절한 단백질 그리고 저탄수화물 식이요법으로, 의학적으로 통제하기 어려운 어린이의 간질치료에 사용됩니다. 그러나 최근에는 만성 질환으로 고통 받고 있는 사람들뿐만 아니라 현재의 건강 상태를 잘 유지하기 어려운 분들에게도 다양한 유익을 제공합니다. 기본적인 원리는 신체가 탄수화물보다는 지방을 태우도록 대사의 방향을 바꾸는 것입니다. 용어에 나와 있듯이 케톤체(ketone bodies)를 생성(genesis)한다는 의미를 가지고 있습니다.

케톤체란 아세톤(acetone), 아세토아세트산(acetoacetate)과 하이드록시부티르산(β-D-hydroxybutyrate) 등의 물질을 가리킵니다. 화학적으로 중간 길이의 지방인 중쇄지방산(middle chain triglyceride) 을 섭취하면 케톤체가 많이 만들어지는 것으로 알려져 있습니다. 여기에 풍부한 단백질과 낮은 탄수화물 섭취가 더해지면 다양한 신체 변화가 나타납니다. 가장 대표적인 것이 식욕 감소와 체중 감량입니다. 6개월 정도의 기간에 10킬로그램 내외의 감량이 필요한 경우에 적용할 수 있습니다. 그 외에 염증 완화와 암 예방에 도움이 되며 근육량 증가 및 인슐린 수치 감소 등 부수적인 효과도 얻을 수 있습니다.

케노제닉 다이어트의 단점으로는 체내의 아세톤 수치가 증가하여 불쾌한 입냄새가 날 수 있으며, 단기적으로 피로감을 호소할 수도 있고 소변의 횟수가 일시적으로 증가하기도 합니다. 급작스런 식단의 변경으로 소화에 문제가 생길 수 있고, 탄수화물을 제한함에 따라 단맛에 대한 매우 급격한 갈망이 생긴다고 합니다. 어떤 분들에게서 탈모가 보고되기도 하였습니다. 그 외 감기와 유사한 케토플루 증상, 변비, 손발 저림, 피부 발진 등이 나타나기도 합니다.

임산부, 모유 수유 중인 산모, 수술을 하고 회복 중인 분들과 성장기에 있는 청소년들은 케토제닉 다이어트를 피하는 것이 좋습니다. 또한 췌장 등의 소화기 관련 기저 질환이 있는 분들이나 고셰병(Gaucher disease, 유전병으로 생각되는 특이한 만성 가족성 질병)과 파브리병(Fabry disease, 알파갈락토오스 분해효소가 결핍되어 혈관 벽 내피세포에 당지질이 비정상적으로 축적되는 병) 등 선천성 대사질환 환자와, 유난히 마른 체격을 소유한 분들에게도 좋지 않습니다.

케토제닉 다이어트도 다른 식단과 마찬가지고 건강하기 위해서 고안된 것입니다. 모든 사람의 몸 상태가 다르듯이 각자의 몸에 맞춰 지속 가능한 식단을 찾는 것이 중요합니다. 단순히 유행하는 새로운 다이어트의 한 수단으로서가 아니라 탄수화물, 단백질, 지방의 대사를 잘 이해하고 이를 바탕으로 한 꼼꼼한 식단 관리가 중요합니다. 자, 다음으로 지방산 대사에 대해 살펴보도록 하겠습니다.

2. 지방산의 대사: 세포의 가장 효율적인 에너지원

탄수화물에 이어, 우리 몸에 꼭 필요하지만 많으면 살이 찌는 원인이 되는 기름, 즉 지방(산)의 대사에 관해 말씀드리도록 하겠습니다.

요즘 아이들에게 "뭘 먹을까?" 하고 물어보면 대부분의 경우 치킨, 피자, 햄버거 등의 인스턴트식품을 꼽습니다. 이들 식품의 공통점은 기름이 많고 염분과 당분이 높다는 것인데, 특히 기름진 지방이 풍부하면 식감을 자극하여 우리를 유혹합니다. 그래서 지방 혹은 기름을 많이 먹으면 몸에 나쁘다는 것을 알고 있으면서도 그 유혹을 쉽게 뿌리치기 힘들지요.

현대인들은 음식을 통하여 지방산을 섭취할 수 있고, 탄수화물과 아미노산으로부터 지방을 만들어 낼 수도 있습니다. 미국인들은 섭취하는 전체 열량의 30~60퍼센트를 지방(산)에서 얻고 있다고 합니다. 정확한 통계는 없지만, 최근 인스턴트식품의 보급과 음식의 서구화로 지방(산)의 섭취가 날로 증가하고 있는 추세를 감안한다면 우리역시 상당량의 지방을 섭취하고 있을 겁니다.

독자 여러분, 고기 좋아하시지요? 특히 마블링이 살아 있는 고기 말입니다. 맛있는 소고기와 돼지고기를 만들기 위해서는 고지방 사료가 필수적입니다. 살과 살 사이에 촘촘하게 박혀 있는 마블링이야 말로 '맛의 척도'라고 해도 과언이 아닙니다. 그러나 이렇게 맛있는 지방이야말로 요주의 대상입니다. 이런 포화지방산이야말로 우리의 건강을 해치는 주범이거든요.

1) 지방산이란?

지방산(fatty acid)은 우리 몸에서 중요한 저장형 에너지라고 할 수 있습니다. 우리 몸이 에너지를 지방의 형태로 저장하는 데에는 몇 가지 이유가 있는데, 그중에서 주요한 이유는 다음과 같습니다. 우선 지방산은 그 화학구조적으로 수소가 충분히 채워져 있습니다. 이것을 환원 혹은 포화되었다고 하는데, 이렇게 환원된 분자는 산소와 만나서 더욱 많은 에너지를 낼 수 있습니다. 즉, 단위무게당 더욱 많은 에너지를 낼 수 있다는 말이지요.

다음으로 지방산은 탄수화물이나 단백질과는 달리 물과 친하지 않습니다. 이것을 다른 말로는 '쉽게 수화(水化)되지 않는다'라고 하는데, 이렇게 물과 잘 섞이지 않으므로, 우리 몸의 여러 조직 내에 더욱 촘촘하게 채워질 수 있는 것입니다. 단위무게당 많은 열량을 내는 물질이 몸속에 아주 촘촘히 채워질 수 있으니 무척 좋은 에너지 저장 원료인 셈이지요. 이제 배와 허리, 엉덩이 등에 쌓여 있는 지방을 바라보면서 '내 몸에 필요한 연료들'이라고 생각해도 무방하겠습니다.

그런데 문제는 이러한 연료를 너무 많이 쌓아 두면 여러 가지 대사질환이 발생한다는 것입니다. 과도한 지방(정확히는 내장지방)의 축적은, 혈액순환을 방해하고 호르몬의 분비를 원활하게 하지 못하게 할 뿐만 아니라 다양한 성인병의 원인이 됩니다.

자, 이제 이 지방산을 이해하기 위하여 세포 내의 대사과정에 대하여 좀 더 자세히 알아보기로 하겠습니다.

우리가 일반적으로 기름이라고 말하는 것은 '지질(lipid)'이라고 할 수 있습니다. 지질은 우리 몸속에 존재하는 물질 중에서 물에 녹지 않는 것을 총칭하는 말입니다. 이러한 지질 중에서 인(phosphorus) 혹은 인산(phosphoric acid)이 들어 있는 지질을 '인지질'이라고 합니다. 우리 몸속의 지질에는 인산이 많이 들어 있어서 대부분 인지질의 형태라고 보시면 됩니다. 그리고 지질 중에서 상온에서 고체인 것을 '지방(fat)'이라 하고 상온에서 액체인 것을 '기름(oil)'이라고 합니다. 부엌에서 사용하는 재료로 예를 들면, 마가린이나 버터 등은 지방이라고 볼 수 있지요. 삼겹살과 사골국물 위에 뜨는 흰색 기름덩어리 등이 지방입니다. 반면에 콩기름이나 올리브유 등은 상온에서 액체로서 잘 흐르는 성질을 가지므로 기름이라고 부를 수 있지요.

한편 지방산은 지방과는 조금 다릅니다. 지방산은 학술용어로서 산성의 성질을 가진 탄소로 이루어진 물질을 가리키는 말입니다. 사실 우리 몸속에 존재하는 지질은 단순한 지방이나 기름이 아니고 조금 복잡한 구조를 하고 있습니다. 글리세롤이라고 하는 분자와 지방산이 결합된 긴 뱀처럼 생긴 모양을 하고 있지요. 글리세롤은 뱀의 머리를 이루고 지방산은 뱀의 꼬리를 이루고 있습니다. 근데 이 꼬리가 하나가 아니라 여러 개로 이루어져 있습니다. 머리와 꼬리를 이루는 것을 '에스터 결합'이라고 합니다. 이 결합에 의해서 물에 녹는 머리와 기름에 녹는 꼬리가 서로 붙어 있을 수 있는 겁니다. 이렇게 글리세롤 머리 하나와 지방산 꼬리 3개가 붙어 있는 이 물질을 지방 혹은 전문용어로 '트라이아실글리세롤(triacylglycerol)'이라고 합니다.

이제 지방이 지방산과 어떻게 다른지 아셨을 겁니다. 지방은 글리세롤과 지방산으로 이루어져 있습니다. 그러므로 우리가 먹는 기름은 지방이고 우리 몸속의 효소(특히 리파아제)가 이 지방을 분해하여 지방산과 글리세롤로 만들면, 글리세롤은 탄수화물 대사를 통해 에너지로 사용되고 지방산은 대사과정을 통해 에너지로 사용됩니다.

트라이아실글리세롤에서 '트라이(tri-)'라는 말은 숫자 3을 의미합니다. 숫자가 2이면 '다이(di-)', 숫자가 1이면 '모노(mono-)'라고 하지요. 따라서 글리세롤 1분자에 지방산 1분자가 붙어 있으면(머리 하나에 꼬리가 하나인 뱀) 모노아실글리세롤(monoacylglycerol), 글리세롤 1분자에 지방산 2분자가 붙어 있으면(머리 하나에 꼬리가 2개인 뱀) 다이아실글리세롤(diacylglycerol)이라고 합니다. 그래서 우리 몸속에 존재하는 트라이아실글리세롤은 분해되어 다이아실글리세롤이 되면서 지방산 1분자를 방출하고, 다시 이 다이아실글리세롤이 분해되면서 지방산 1분자를 내놓고 모노아실글리세롤이 됩니다. 이 모노아실글리세롤은 최종적으로 글리세롤과 지방산 분자로 각각 분해되고, 이 과정에서 생산된 지방산이 에너지를 만드는 일에 사용되는 것이지요.

조금 더 구체적으로 설명해 보겠습니다. 우리가 섭취하는 음식에 들어 있는 지방의 일부는 인지질 형태이기는 하지만, 트라이아실글리세롤은 지방산의 중요한 근원 물질이며 주된 에너지 저장 형태라고 할 수 있습니다. 보통 사람이 저장형 지방에서 얻는 에너지는 단백질이나 글리코겐, 포도당으로부터 얻는 에너지보다 훨씬 많습니다. 결국 지방은 필요한 에너지의 약 83퍼센트를 차지하고 있는데, 그 이유가 바로 탄수화물이나 단백질보다 지방이 더 많이 저장되기 때문이기도 합니다. 또한 1그램당 생성되는 에너지가 단백질이나 탄수화물보다 지방이 실질적으로 더 많기 때문입니다. 구체적으로는 지방이 그램당 37킬로주울의 에너지를 방출하지만 당류와 글리코겐, 그리고 아미노산의 경우는 그램당 16~17킬로주울의 에너지를 방출하니 2배 이상 차이가 난다고 볼 수 있습니다.

사람의 몸에서 지방은 주로 트라이아실글리세롤의 형태로, 특정한 지방세포(adipocyte 혹은 adipose cell)에 저장됩니다. 이 트라이아실글리세롤은 큰 구형의 형태로 뭉쳐져 지방세포의 대부분을 차지하고 있습니다. 근육조직에서도 훨씬 적은 양의 트라이아실글리세롤이 뭉쳐져 작은 구형을 이루는데, 이러한 구형이 다시 결합하여 덩어리를 이룬 뒤 수분과 노폐물 등과 결합되면 결국 셀룰라이트(cellulite)를 형성합니다.

2) 지방산의 대사과정

그러면 지방조직에서 지방산은 어떻게 방출될까요? 다이어트에서 가장 중요한 것 중 하나가 우리 몸의 지방을 분해하는 것인데, 어떻게 하면 불필요한 지방을 분해해서 보다 건강하고 아름다운 몸을 만들 수 있을까요?

지방의 대사과정에서 가장 중요한 역할을 하는 것은 호르몬(hormone)입니다. 호르몬이 지방조직으로부터 지방산을 방출하도록 돕습니다.

지방이 풍부한 음식을 섭취하고 이 음식에 포함된 지방이 지방세포에 저장되면, 지방세포는 아드레날린, 글루카곤, 부신피질자극호르몬(ACTH) 등의 호르몬 정보전달물질에 반응하여 지방산 수송을 시작합니다. 이 신호물질들은 연쇄적으로 여러 가지 효소를 활성화시켜 1분자의 트라이아실글리세롤로부터 3분자의 지방산과 1분자의 글리세롤을 만듭니다. 이때 관여하는 효소는 프로테인키나아제 A(protein kinase A, 단백질 인산화효소-A), 다양한 지질분해효소 혹은 리파아제(lipase) 등입니다.

섭취한 음식의 트라이아실글리세롤은 위장의 낮은 pH에서 리파아제에 의해 소량이 분해되나, (지방산 방출을 통해) 대부분은 분해되지 않은 채 십이지장으로 이동됩니다. 여기에 염기성의 췌장액이 분비되면 소화물의 pH가 올라가서 트라이아실글리세롤이 췌장 리파아제 및 비특이적 에스터라아제(esterase)에 의해 가수분해될 수 있습니다. 길이가 긴 지방을 분해하는 효소를 리파아제라고 하고, 길이가 짧은 지방을 분해하는 효소를 에스터라아제라고 합니다.

이러한 분해 과정은 담즙염(bile salt)이 있어야 일어나는데, 이 담즙염은 스테로이드 형태를 가진 산의 염이라고 할 수 있습니다. 담즙염은 지방산을 에멀전(emulsion)으로 만드는 비누 역할을 하여 리파아제와 에스터라아제의 작용을 돕습니다. 즉, 물과 기름을 잘 섞이게 만들어서 효소가 물속에서 작용할 수 있도록 한다는 의미입니다.

이렇게 효소의 분해작용으로 방출된 지방산 중에서 크기가 작은 (탄소숫자가 10개 이하) 것은 내장 점막의 섬모에서 신속하게 흡수되는 반면, 물에 잘 녹지 않는 큰 크기의 지방산은 담즙과 함께 미셀 (micelle, 물과 기름의 혼합물에 비누 혹은 계면활성제를 형성하는 막대 모양 혹은 구형의 집합체)을 이루어 섬모를 덮고 있는 상피세포의 표면으로 이동합니다. 이렇게 이동한 물질은 여러 과정을 거쳐 림프계나 혈류로 수송되어 간, 허파, 심장, 근육 및 기타 기관으로 순환됩니다. 이들 각 기관에서는 지방 혹은 트라이아실글리세롤이 가수분해되어 지방산이 방출되는데, 이것은 세포 내의 미토콘드리아에서 일어나는 베타산화(β-oxidation)라고 불리는 고에너지 방출성 대사경로에서 산화되는 것입니다.

지방은 물에 녹지 않으므로 몸속에서 이용하려면 물에 녹는 형태로 바뀌어야 합니다. 이렇게 바뀐 지방이 효소의 작용으로 지방산으로 분해되고, 다시 몸속에서 대사됩니다. 우리 몸속의 지방을 잘 태우려면, 물에 녹는 형태로 바뀐 지방이 세포 속으로 잘 이동해야 하며 이렇게 이동한 물질에 작용하는 효소의 활성도 높아야 합니다. 베타산화 과정에서 중요한 역할을 하는 것이 보조효소A입니다. 보조효소A는 지방산 분해를 위해 지방산을 활성화시키는 역할을 합니다.

또한 최근 다이어트 음료에 많이 첨가되는 카르니틴(carnitine)은 분해된 지방산을 미토콘드리아 내막으로 이동하는 데 도움을 주어, 미토콘드리아에 존재하는 다양한 효소들과 쉽게 반응할 수 있도록 만들기도 합니다. 이렇게 미토콘드리아에서 진행되는 베타산화가 반복되면 연속적으로 초산이 생성되어 에너지와 다양한 합성반응의 원료로 사용됩니다. 이러한 과정을 통해 철새들은 지방산 산화로 얻은 에너지로 장거리를 이동할 수 있으며, 어떤 동물에게는 수분의 중요한 원천이 되기도 합니다.

지방을 분해하여 얻어지는 지방산은 크게 포화지방산과 불포화지방산으로 나눌 수 있습니다. 포화지방산은 수소가 충분히 차 있는 형태로서 고체 형태의 지방인 '팻'이라고 불리고, 불포화지방산은 수소가 덜 차 있는 형태로서 액체 형태의 지방인 '오일'이라고 합니다. 일반적으로 불포화지방산이 포화지방산보다 우리 몸에 유익하다고 알려져 있습니다.

그렇다면 포화지방산의 대사와 불포화지방산의 대사는 어떻게 다를까요? 불포화지방산 역시 베타산화에 의해서 분해되지만 천연의 불포화지방산에 있는 시스(cis)형(물질의 입체구조가 알파벳의 C자 모양인 경우를 가리킴) 이중결합을 처리하려면 2가지 효소, 즉 이성화효소와 새로운 환원효소가 추가로 필요합니다. 이 2가지 효소만 추가되면 기존의 불포화지방산의 대사와 유사한 경로로 대사할 수 있게 되지요.

그러면 지방산을 산화시키는 다른 경로는 없을까요? 지방산 분해 대사의 주요 경로는 미토콘드리아에서 일어나는 베타산화이지만, 몇 가지 부수적인 다른 경로들도 지방의 분해대사에서 중요한 역할을 합니다. 예를 들면 미토콘드리아 외의 퍼옥시좀(peroxisome)이나 글리옥시좀(glyoxysome) 같은 세포 소기관들도 베타산화를 수행할 수 있습니다.

마지막으로 아주 복잡한 형태의 지방은 어떻게 분해될까요? 뱀꼬리처럼 길게 늘어진 지방산이 아니라 식물의 뿌리처럼 곁가지가 많이 나와 있는 분지형 지방산도 있는데, 이러한 분지형 지방산은 조금 다른 산화과정인 알파산화를 통해 분해될 수 있다고 합니다.

이처럼 지방은 우리 몸속에서 글리세롤과 지방산으로 분해되어 에너지를 생산하고 저장하는 역할을 합니다. 그렇다면 탄수화물이나 아미노산이 지방으로 전환되는 이유는 무엇일까요? 왜 밥이나 빵 같은 탄수화물을 많이 섭취하면 몸에 지방이 많이 축적되는 것일까요? 그 이유는 우리 몸속에 지방을 합성하는 능력이 있기 때문입니다. 이렇게 기름이 아닌 물질에서 기름과 유사한 물질을 만드는 것을 '지질생합성'이라고 합니다. 이러한 지질생합성은 앞에서 다룬 지질의 분해과정과는 다른 경로로 일어납니다. 전체적인 과정이 무척 복잡하기 때문에 여기서는 구체적으로 다루지 않겠습니다. 탄수화물과 단백질을 과도하게 섭취하면 우리 몸에서 지방의 양이 늘어난다고 이해하면 됩니다.

지방산의 분해는 미토콘드리아에서 일어나지만, 지방산의 합성은 세포질에서 일어납니다. 즉, 분해와 합성이 일어나는 장소가 상이합니다. 지방산을 분해하는 데에는 여러 개의 분리된 효소가 사용되지만, 지방산을 합성하는 데에는 하나의 긴 지방산 생성효소(fatty acid synthase)가 사용됩니다.

반응의 형태 또한 다른데, 분해가 산화반응이라면 합성은 환원반응입니다. 즉, 에너지를 사용하는 반응이라고 할 수 있습니다. 분해를 통해 얻어진 에너지를 합성하는 데 다시 사용하는 것이지요. 여러 가지 면에서 분해와 합성은 다른 면을 가지고 있습니다. 우리 인간과 같은 포유류는 대부분의 다중불포화 지방산을 합성할 수 없습니다. 따라서 오메가3 등의 지방산을 섭취해야만 하는 것입니다. 그러나 일부 불포화지방산에 이중결합을 추가하여 다른 형태의 지방산으로 바꾸는 것은 가능합니다. 따라서 불포화지방산이 풍부한 들기름을 먹는 것이 참기름을 먹는 것보다 건강에 유리하다고 하는 것입니다.

그렇다면 우리 몸의 지방산 대사를 원활히 하고 몸속에 필요 없는 지방의 축적을 막으려면 어떤 음식이 좋을까요? 정답은 지방분해효소와 지방분해효소의 기능을 돕는 조효소가 풍부한 음식을 섭취하는 것입니다. 신선한 회나 비타민이 풍부한 음식이 좋습니다. 고기를 드실 때에도 채소를 같이 먹으면 효소의 활성도 높아지고 소화력도 좋아집니다. 그리고 식사 전에 효소가 풍부한 에피타이저도 도움이 됩니다. 육류의 섭취는 우리 몸의 효소를 많이 소모시키므로 좋은 효소를 늘 보충해 주어야 합니다.

3. 단백질의 대사

1) 아미노산이란?

자, 이번에는 대사의 마지막 부분으로서 단백질을 이루고 있는 아미노산의 대산에 대하여 알아보겠습니다.

많은 사람들이 고기를 즐겨먹습니다. 육식을 꺼리는 사람들도 콩으로 만든 요리는 좋아합니다. 소고기, 돼지고기와 콩의 공통점은 무엇일까요? 그것은 바로 단백질이 풍부하다는 것입니다. 단백질은 아미노산으로 이루어져 있으니, 단백질이 풍부한 식품을 섭취하면 우리 몸에 아미노산을 공급하는 것입니다.

아미노산은 질소를 포함하는 다른 생체물질의 합성을 위해 우리 몸에 질소를 공급하는 역할을 합니다. 이렇게 공급된 질소는 세포를 재생시키고 근육을 만듭니다. 음식물에 들어 있는 과량의 아미노산은 알파케토산(α-keto acids)으로 전환되어 에너지 생성에 사용됩니다. 얼마 전 올림픽 육상에서 금메달을 딴 자메이카의 우사인 볼트(Usain Bolt) 선수는 달리기 전에 닭고기 너겟을 먹는 것으로 유명한데, 탄수화물이 아닌 단백질로 에너지를 보충하는 것이지요. 이렇듯 단백질에 포함된 아미노산은 우리 몸을 구성하고 생활하는 에너지를 제공하는 중요한 역할을 합니다. 이제 질소, 아미노산, 단백질에 대하여 차근차근 살펴보겠습니다.

　정상적인 성인의 경우, 에너지 요구량의 90퍼센트 정도는 탄수화물과 지방의 산화에 의해서 충족되고 나머지는 단백질(혹은 아미노산) 구조의 산화반응에 의해 채워집니다. 아미노산의 생리학적 목적은 일차적으로 단백질의 생합성에 필요한 기본 재료로 사용되는 것입니다. 대부분의 경우, 음식을 통해 유리된 상태로 섭취되는 아미노산의 양은 미량입니다. 그러나 음식물을 통해 너무 많은 양의 단백질이 섭취됐거나, 세포 내 단백질의 정상적인 변환과정 중에 방출되는 아미노산의 양이 새로운 단백질의 합성에 필요한 양을 초과하게 되면, 과잉의 아미노산은 분해되어야 합니다. 또한, 단식이나 절식을 해서 탄수화물 섭취량이 부족하거나 당뇨병 등으로 탄수화물이 적절히 대사되지 못하면, 우리 몸속에 있는 단백질 즉, 체단백질(body protein)이 대사에너지 공급에 있어서 중요한 연료가 됩니다.

　음식물로 섭취할 필요가 있는 아미노산에는 어떤 것이 있을까요?
　사람은 20가지의 아미노산 중에서 오직 10가지만 합성할 수 있어서 나머지는 반드시 음식물로부터 섭취해야 합니다. 체내에서 합성 가능한 아미노산은 비필수(nonessential) 아미노산으로 분류되는데, 이런 아미노산은 음식물을 통해서 꼭 섭취해야 할 필요가 없다는 의미에서 필수적이지 않다는 것입니다. 몸에서 필요가 없다는 것이 아니구요. 실제로, 사람은 비필수 아미노산의 알파케토산 유사체를 합성한 다음 아미노 전이반응을 거쳐 비필수 아미노산을 합성할 수 있습니다.

반면, 사람은 필수(essential) 아미노산의 탄소골격을 만들 수 없기 때문에, 필수 대사물질을 얻기 위해서는 음식물을 통한 공급에 의존해야 합니다. 과량으로 섭취된 아미노산은 훗날 사용하기 위해 저장되지도 않지만, 사용되지 않은 채 배출되지도 않습니다. 대신, 이 아미노산들은 일반적인 대사 중간물질로 변하여 시트르산 회로에 의해 산화되거나 포도당을 만드는 데 사용될 수 있지요.

그러나 동물과 달리 식물체는 20가지의 공통 아미노산을 모두 합성할 수 있습니다. 필수 아미노산의 생합성을 수행할 수 있는 식물효소(즉, 동물에는 없는 효소)가 존재하기 때문에 아미노산이 풍부한 것입니다. 콩을 비롯한 다양한 식물성 식품을 섭취하면 고기에서 부족한 아미노산을 섭취할 수 있습니다. 조금 다른 이야기지만 밭이나 잔디밭에 뿌리는 제초제는 식물이 아미노산을 합성하는 과정에서 효소의 작용을 억제하는 물질입니다. 즉, 식물의 효소가 아미노산을 합성

〈표 6〉 사람에서의 필수 아미노산과 비필수 아미노산

종류	이름
필수 아미노산	아르지닌, 히스티딘, 아이소류신, 류신, 라이신, 메티오닌, 페닐알라닌, 트레오닌, 트립토판, 발린
비필수 아미노산	알라닌, 아스파라진, 아스파트산, 시스테인, 글루탐산, 글루타민, 글라이신, 프롤린, 세린, 타이로신

* 아르지닌과 히스티딘은 청소년기의 식사에는 필수적이나 성인은 상관없습니다. 그리고 타이로신은 필수 아미노산인 페닐알라닌으로부터 쉽게 형성된다는 이유만으로 비필수 아미노산으로 구분됩니다.

하지 못하게 하는 것이지요. 이런 농약을 음료수로 잘못 보고 마시게 되면 사람이 죽게 되는 것은 당연하다고 할 수 있습니다.

❖ **콩은 어떻게 단백질을 만들까?**

질소는 무생물 환경에서는 대부분 산화된 상태로 존재하며, 공기 중에는 질소가스의 형태로, 땅이나 바다에서는 질산이온의 형태로 존재합니다. 질산이온이 암모니아로 환원되는 반응은 녹색식물, 여러 곰팡이들, 특정 박테리아에서 두 단계의 질산동화작용(nitrate assimilation)을 통해 일어납니다. 질소가스에서 암모니아 혹은 암모늄이온이 만들어지는 것을 질소고정(nitrogen fixation)이라고 합니다. 콩과 같은 특정한 녹색식물과 공생관계에 있는 박테리아가 질소고정반응을 수행하기도 하지만, 질소고정반응은 원핵생물(거의 박테리아)에서만 일어나는 과정입니다. 질소고정 과정의 핵심은 질소고정효소(니트로게나아제, nitrogenase)라는 특별한 효소가 촉매합니다. 사람 같은 고등한 동물은 질소고정이나 질산동화작용을 수행하지 못하므로, 질소와 같은 필수 원소에 대한 생체 내 요구를 만족시키기 위해서는 아미노산이나 단백질 같은 유기질소 화합물의 합성을 식물과 미생물에 전적으로 의존하고 있습니다. 동물이 배출한 과량의 질소화합물은 주변의 다양한 박테리아에 의해서 다시 환경으로 돌려보내는 순환의 과정을 겪게 됩니다. 즉, 화학적으로 보면 산화와 환원 과정을 계속 반복하면서 에너지를 얻게 되는 것입니다.

2) 아미노산의 대사과정

단백질의 20가지 공통 아미노산은 그들의 탄소골격에 따라 구분되기 때문에, 각각의 아미노산은 자기 자신만의 고유한 분해 경로가 필요합니다. 아미노산 분해를 통한 에너지 공급은 일반적으로 전체 체내 에너지의 10퍼센트 정도만 공급하기 때문에, 평균적으로 대개 어떤 아미노산의 분해로 얻어지는 에너지량은 필요한 에너지의 1퍼센트보다 적을 것입니다. 과학적으로는 20가지의 아미노산은 각각 다른 경로에 의해서 분해되어 7가지 대사 중간물질로 모인다고 보고 있습니다. 이 7가지 대사물질(아세틸코에이, 석시닐코에이, 피루브산, 알파케토글루탐산, 푸마르산, 옥살로아세트산, 아세토아세트산)은 다시 포도당을 생성할 수 있는 '포도당 생성형 아미노산'과 '케톤 생성형 아미노산'으로 나눌 수 있습니다. 신기하지 않으세요? 콩이나 고기를 먹어도 우리 몸속에서 밥을 먹을 때 생기는 포도당으로 바뀌게 됩니다. 우리 몸은 우리가 볼 수 없는 세포라는 작은 크기의 영역에서 우리를 살리기 위해 여러 가지 다양한 효소의 작용을 통해 몸을 건강하게 유지시키려고 노력하고 있습니다.

육식동물은 고기를 먹어야 합니다. 동물들은 아미노산 대사분해로 인해서 유리된 과량의 질소를 배설할 때, 물을 얻을 수 있는 정도에 따라 3가지 방법으로 이를 수행합니다. 물에서 사는 동물들은 유리된 암모니아를 단순히 주변의 물로 방출시키므로, 이러한 동물들은 '암모니아 배설형'이라고 부릅니다. 두 번째로, 육상동물과 조류는 암모니아를 독성이 덜한 형태로 전환시키는 장치를 가지고 있습니다. 실제로 사람을 포함하여 많은 육상 척추동물들은 '요소배설형'입니다. 이것은 육상 척추동물들이 과량의 질소를 강한 수용성이면서 비이온형 물질을 요소(urea)로 배출한다는 것을 의미합니다. 요소는 요소배설동물에 의해 요소회로를 거쳐 만들어집니다. 세 번째는 '요산배설형'으로, 여기에 해당하는 생물체들은 질소를 비교적 불용성인 퓨린(purine) 유사체인 요산으로 전환하여 배출합니다. 조류와 파충류가 요산을 배출하는 동물들입니다. 일부 동물들은 물을 얻을 수 있는 정도에 따라 질소 배출대사를 암모니아 배설형에서 요소배설형으로, 다시 요산배설형으로 바꿀 수 있습니다.

우리가 섭취한 단백질은 몸속에서 소화흡수된 후 요소라는 물질로 바뀌어 몸 밖으로 배출됩니다. 단백질이 아미노산으로 분해되고 여러 다양한 생화학적 경로를 거쳐 요소로 바뀌는데, 특히 아미노산 가운데 아르지닌(arginine)의 분해를 통해 과량의 질소를 몸 밖으로 배출하는 경로를 '요소회로'라고 합니다. 육상 척추동물의 경우에는, 예를 들어 우리가 필요한 단백질보다 많은 양의 음식을 섭취한 경우에 아미노산의 분해대사가 증가하면서 생성되는 다량의 질소를 배출하기 위해 요소의 합성이 필요합니다.

요소의 형성은 기본적으로 간에서만 일어납니다. 만일 어떤 건강한 성인 남성이 하루에 약 100그램의 단백질을 소비한다고 가정해 봅시다. 사람에게는 각자 질소의 균형이 잡혀 있기 때문에 사용하고 남

❖ 아미노산과 심장마비

아미노산 중에서 황을 포함하고 있는 시스테인(cysteine)이라는 것이 있습니다. 시스테인과 화학구조가 유사한 물질 가운데 호모시스테인(homocystein)이 있는데, 혈류 중에 이 호모시스테인의 농도가 높아져서 문제가 되는 유전적 질병이 호모시스틴뇨증(homocystinuria)입니다. 이 병을 가지고 태어난 어린이는 거의 십대까지 생존하지 못하며, 노년까지 생존한다고 해도 뇌졸중이나 동맥경화증 같은 심혈관질환으로 사망하게 됩니다. 이러한 사망의 원인은 호모시스테인에 의한 혈관 손상입니다. 게다가, 혈액 내에 호모시스테인 농도가 높은 성인들은 심장마비나 뇌졸중에 걸릴 위험이 매우 높다는 연구결과도 있습니다.

1969년, 호모시스틴뇨증에 관심을 가진 내과의사 킬머 맥컬리(Kilmer McCully) 박사는 호모시스테인이 심장병의 원인이 될 수도 있다고 말했습니다. 더구나 많은 사람들이 일상적으로 섭취하는 음식물에서 엽산(혹은 비타민 B)이 부족하기 때문에 혈장 내의 호모시스테인 농도가 높아질 수 있다고 경고했습니다. 그러나 그의 연구는 수십 년간 주목받지 못했습니다. 다행스럽게도, 음식물에 엽산을 보충하여 섭취하면 혈액 내의 호모시스테인 농도가 안전한 수치로 감소되는데, 이는 비타민 B와 관련된 효소인 호모시스테인 메틸전달효소에 의해서 호모시스테인이 메티오닌으로 전환되는 반응이 증가되기 때문인 것으로 추측하고 있습니다. 그러므로 건강을 위해서는 효소와 더불어 비타민도 꾸준히 섭취하는 것이 좋습니다.

는 과량의 단백질(혹은 질소)은 처리해야 합니다. 이 과정에서는 글루탐산(glutamic acid)이 중요한 해결의 열쇠를 쥐고 있습니다.

요소회로에 관련된 자세한 사항은 별도의 전문서적을 참고해 주세요. 우리가 먹은 단백질이 분해되어 20가지 이상의 아미노산으로 분해되면, 이 아미노산은 각각 물질로 분해된다는 것이 중요한 사항입니다. (이때 아미노산들은 서로 화학구조를 바꾸어 가면서 인체 내에서 필요량을 채우게 됩니다). 즉, 모든 아미노산은 각각 다른 생화학반응을 통하여 우리 몸속에서 필요한 일을 수행하고 남은 것을 몸 밖으로 배출하게 됩니다.

자, 지금까지 탄수화물, 지방, 단백질의 대사에 대하여 간단히 알아보았습니다. 조금 어려우셨나요? 우리의 몸은 세포로 이루어져 있습니다. 이 세포는 동적 평형 상태(dynamic steady state)에 있는 시스템이면서, 세포 자체의 구조를 유지하기 위해서 세포의 구성 원료나 에너지원으로서의 역할을 담당하고 있는 영양소를 지속적으로 공급합니다. 분해대사와 합성대사는 계속 진행되고 있으며 동시에 일어나는 대사과정입니다. 이런 측면을 고려할 때 외부에서 공급되는 식품효소는 기본적으로 분해대사를 촉진하고 이러한 촉진이 결국 합성대사도 촉진합니다. 따라서 꾸준한 효소의 섭취는 세포를 정상적이고 건강하게 바꾸어 주며, 이러한 세포가 모인 조직과 기관이 우리 몸을 더욱 건강하게 하는 주춧돌이라 할 수 있습니다. 효소가 모든 병을 치료하는 만능의 열쇠는 아닙니다만, 효소가 인체의 균형을 유지하는 데 꼭 필요한 중요한 물질이라는 것은 재론의 여지가 없습니다.

효소치료란 무엇일까요?

·

3장

1. 효소치료의 정의

효소 자체를 복용하여 소화력을 증진시키고 면역기능을 향상시키려는 '효소영양학적' 연구가 미국과 유럽을 중심으로 진행되고 있습니다. 효소영약학에서 한 걸음 더 나아가 효소가 인체의 여러 질병에 직간접적으로 관여한다는 연구결과가 발표됨으로써, 다양한 식물과 동물, 미생물 유래 효소를 질병의 치유에 적용하려는 노력이 진행되고 있습니다. 이러한 연구 분야를 '효소치료학'이라고 합니다. 여기서는 효소의 일반적인 특징과 식품영양학적 적용, 그리고 효소치료의 적용에 대해 간략히 살펴보고 최근 연구 분야를 소개하여 국내에 아직 덜 알려진 효소치료 분야의 저변을 확대하고자 합니다.

사실 효소요법은 효소치료(법)보다 훨씬 넓은 개념입니다. 효소치료가 구체적인 질환을 개선하고 치료하는 방법을 가리킨다면, 효소요법은 효소를 이용한 모든 식이요법과 치료법을 아우르는 개념입니다. 즉, 효소요법이라는 것은 먹고, 바르고, 입는(효소찜질처럼) 모든 것을 가리킵니다. 국내에서 효소요법은 이제 시작 단계라고 할 수 있습니다.

효소는 더 이상 소화의 보조제 정도에 머물 수 없습니다. 따라서 효소요법의 미래는 우리가 우리 몸의 면역체계를 얼마나 잘 파악하

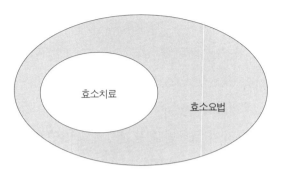

<그림 6> 효소치료와 효소요법의 관계

느냐와 밀접하게 관련되어 있습니다. 우리는 이미 상당한 면역학의 지식을 가지고 있지만, 최근의 새로운 발견들은 우리에게 면역체계에 대한 보다 더 본질적이고 확실한 통찰을 가져다줄 것입니다. 과학이 과거의 발견을 깨트리고 새로운 발견을 하는 것이라면, 건강과 효소에 대한 개념도 지속적으로 깨어지고 다시 만들어질 것입니다. 여기서는 효소요법과 효소치료를 별도로 구분하지 않고 병행하여 넓은 의미로 같이 사용하겠습니다(요즘 유행하는 힐링도 치유, 치료 등의 의미라고 할 수 있습니다. 그런 차원에서 '효소힐링'이라는 말도 가능합니다).

식물, 동물, 미생물로부터 얻어지는 효소혼합물(앞서 말한 복합효소)을 이용한 효소치료 혹은 효소치료법(enzyme therapy, enzyme treatment 혹은 enzyme healing)은 혈관과 관계된 질환의 치료에 탁월한 효능을 나타냅니다. 이 복합효소는 부작용 없이 몸의 붓기를 감소시키며 섬유소의 가수분해 활성을 증대시켜 장내에 가스가 발생하는 것을 막습니다. 또한 세포로 하여금 마크로파지(macrophage) 등의 활성을 증가시키도록 하여 면역력을 높여 줍니다. 실제로 효소치료 후에 고통과 손발 저림 현상이 사라지고 붓기가 줄어들며 혈액의 흐름이 단기간에 원활해진다는 보고도 있습니다. 이러한 효과는 임상실험을 통하여 지속적으로 증명되고 있습니다.

효소요법은 에이즈, 알레르기, 류머티즘 관절염, 동맥경화, 암, 장질환, 만성신부전증, 폐질환, 신경세포질환, 췌장염, 간염, 바이러스성 질환을 비롯한 많은 질병으로부터 고통 받는 수백만 명의 사람들에게 희망의 메시지가 될 수 있습니다. 이러한 질병의 치료 이외에도 효소요법은 여성의 생식기관과 관계된 질병들을 치유하는 많은 효과(호르몬 분비 조절 및 염증 감소 등)를 가지고 있습니다. 또한 효소요법은 충치라든가 정맥동염 등을 완화시킬 수도 있습니다. 그리고 수술 후의 회복 속도를 빠르게 해 주기도 합니다.

마치 효소가 만병통치약이라도 되는 것처럼 말하는 것은 너무 지나친 표현이 아니냐고 지적하실 수도 있습니다. 효소가 만병통치약은 분명 아니지만 다양한 역할을 한다는 사실은 옳습니다. 따라서 효소의 역할과 기능에 대한 올바른 이해와 접근이 필요합니다. 〈표 7〉에 일반적으로 사용되는 효소와 그 효소의 기본적인 유익에 대하여 간단히 정리했습니다.

〈표 7〉 건강에 유익을 줄 수 있는 다양한 식품효소와 소화효소

식품효소 명칭	소화효소 분류	대표 기능	활성단위
알파갈락토시다아제 (α-galactosidase)	탄수화물분해효소	· 라피노스(raffinose)나 스타키오스 (stachyose) 등의 탄수화물을 분해 · 신선한 채소나 콩의 소화에 도움을 줌	Galactosidase units (GALU)
아밀라아제 (amylase)	탄수화물분해효소	· 전분과 글리코겐 등의 탄수화물을 분 해 · 빈속에 섭취했을 경우에는 히스타민 (histamine)을 조절 · 식탐을 감소시킴 · 혈당을 증가시킴 · 다양한 기원의 효소를 혼합한 제품의 활성이 높음	Dextrinizing units (DU) and Sanstedt Kneen Bilsh Units (SKB)
베타글루카나아제 (β-glucanase)	탄수화물분해효소	· 보리나 밀 등에 많이 들어 있는 글루 칸 등의 탄수화물을 분해 · 곡물의 소화에 부담을 느끼는 사람들 에게 특히 유용함	Betaglucanase units (BGU)
브로멜라인 (bromelain)	단백질분해효소	· 단백질을 분해 · 항염증에 무척 유용함	Gelatin digesting units (GDU) and Food Chemical Codex papain units (FCCPU)
카탈라아제 (catalase)	단백질분해효소	· 과산화수소를 물과 산소로 분해하는 항산화효소 · 인체에서 발견되는 가장 강력한 항산 화제 중의 하나	Baker units(BU)
셀룰라아제 (cellulase)	탄수화물분해효소	· 섬유소, 키틴을 비롯하여 효모 (Candida) 세포벽에서 발견되는 유사 섬유소 섬유를 분해 · 과일과 채소류의 세포벽을 분해하여 영양분의 배출을 용이하게 함 · 여러 가지 다른 기원의 효소가 존재 하며, 활성을 올리기 위하여 혼합제 형이 사용됨	Cellulase units (CU)
글루코아밀라아제 (glucoamylase)	탄수화물분해효소	· 탄수화물 중 고분자 물질을 분해함 · 소화효소로서의 기능이 높음	Amylogalactosidase units (AGU)
헤미셀룰라아제 (hemicellulase)	탄수화물분해효소	· 식물에서 발견되는 고분자 탄수화물 을 분해함 · 채소를 소화하기 힘든 사람들의 소화 기능 증진에 유용함	Hemicellulase units (HCU)
인버타아제 [invertase(sucrase)]	탄수화물분해효소	· 설탕과 맥아당을 분해함 · 설탕에 불내성이 있는 사람들의 소화 기능 증진에 유용함	Invertase active units (IAU)
락타아제 (lactase)	탄수화물분해효소	· 유제품의 유당을 분해함 · 유당불내증 치료에 사용	Lactose units (LacU)
리파아제 (lipase)	지방분해효소	· 지질을 분해하여 지방 활용을 증대시 킴 · 콜레스테롤 감소에 도움을 줌 · 체중 감소에 도움	Food Chemical Codex Federation International Pharmaceutique

식품효소 명칭	소화효소 분류	대표 기능	활성단위
리파아제 (lipase)	지방분해효소	· 호르몬 생산을 증진 · 쓸개 기능을 증진 · 여러 가지 다른 기원의 효소가 존재하며, 활성을 올리기 위하여 혼합제형이 사용됨	(FCCFIP) and lipase units (LU)
말타아제 (diastase, malt diastase)	탄수화물분해효소	· 맥아와 곡물당, 복합 혹은 단순당 (simple sugar)을 분해함	Degrees of diastatic power (DP)
뮤코라아제 (mucolase)	단백질분해효소	· 점액을 분해함 · 울혈(congestion)과 축농증에 효과 · 비결정질의 약알칼리성 단백질분해 효소(seaprose)임	Milligrams and mucolase units (MSU)
나토키나아제 (nattokinase)	단백질분해효소	· 혈액 응고 단백질인 피브린을 분해함 · 심혈관질환을 치료하며 혈액순환 개선, 고혈압, 낮은 조직 재생 등을 치료함	Fibrinolytic units (FU)
파파인 (papain)	단백질분해효소	· 단백질을 분해 · 대부분의 항염에 도움	Food Chemical Codex papain units (FCCPU)
펙티나아제 (pectinase)	탄수화물분해효소	· 과일과 채소에 존재하는 탄수화물인 펙틴을 분해	Apple juice depectinizing units (AJDU)
파이타아제 (phytase)	탄수화물분해효소	· 식물의 잎에 존재하는 탄수화물인 피틱산(phytic acid)을 분해 · 무기질의 흡수를 도움	Phytase unit (PU)
프로테아제 (protease)	단백질분해효소	· 단백질을 분해 · 빈속에 복용했을 경우 면역기능을 증진시켜 주는 알파$_2$ 마크로글로불린(α_2-macroglobulin)과 결합 · 염증을 감소시키고 혈액순환을 증가시킴 · 여러 가지 다른 기원의 효소가 존재하며, 활성을 올리기 위하여 혼합제형이 사용됨	Hemoglobin units in a tyrosin base (HUT)
세아프로제 (seaprose)	단백질분해효소	· 점액을 분해함 · 울혈과 축농증에 효과 · 비결정질의 약알칼리성 단백질분해 효소임	Milligrams (mg)
세라펩티다아제 (serratiopeptidase or serapeptase or serrapeptidase)	단백질분해효소	· 항염 기능이 강력함 · 현재 약국에서 약품으로 판매	Serratiopeptidase units (SU)
슈퍼옥사이드 디스뮤타제 [superoxide dismutase (SOD)]	단백질분해효소	· 항산화제 · 자유라디칼 피해로부터 세포를 보호	Milligrams (mg)
자일라나아제 (xylanase)	탄수화물분해효소	· 헤미셀룰라제(hemicellulase)의 일종 · 불용성 섬유가 아닌 수용성 섬유 분해	Xylanase units (XU)

2. 존 비어드의 발견과 현대 과학자들

1) 효소 연구의 시작

효소치료의 역사는 얼마나 될까요? 효소치료는 100년 이상의 역사를 가지고 있습니다. 그 기나긴 역사만큼 많은 연구와 효과에 관한 이야기가 있습니다. 효소가 우리 몸에서 할 수 있는 기능은 몇 가지나 될까요? 정답은 '헤아릴 수 없이 많다'입니다. 사실 우리 몸에서 벌어지는 모든 일이 효소가 관여하여 일어나기 때문에 효소의 역할은 무궁무진하다고 할 수 있지요. 그렇다면 지금까지 알려진 효소를 이용하여 우리 몸의 모든 질환을 치료하는 데 모두 사용할 수 있을까요? 만약 효소가 가진 모든 기능을 우리가 100퍼센트 사용할 수 있다면 효소는 만병통치약이 될 것입니다. 그러나 불행하게도 효소의 모든 종류와 기능을 밝히려면 얼마나 많은 시간이 걸릴지 알 수 없습니다.

필자가 책을 쓰고 강연을 다니다 보면, 많은 분들이 '효소로 무슨 병을 치료할 수 있느냐?'라고 의아해하며 질문하기도 하고, 또 다른 분들은 '효소야말로 만병통치약과 같은 효과를 가지고 있다'고 말하기도 합니다. 과연 어느 쪽이 맞을까요? 여기서 우리에게 필요한 것은 분별력이겠지요?

자, 그렇다면 효소로 치료할 수 있는 질병에는 어떤 것이 있는지에 대해 좀 더 객관적으로 알아봐야겠습니다. 실제 환자를 대상으로 시행된 연구를 종합하면 효소 섭취를 통해 얻을 수 있는 유익은 다음과 같습니다. 급성감염, 만성감염(골관절염, 류머티즘 관절염), 다발성골수종, 대장암, 유방암, 대상포진, 입술물집, 간염, 림프부종 등에서 무척 다양한 효과를 거두고 있습니다. 거듭 말씀드립니다만, 이러한 효소치료는 거의 부작용이 없다는 특징이 있습니다. 이 연구들은 모두 병원에서 실제 환자를 대상으로 진행한 것으로 전문용어로 GCP(good clinical practice, 임상실험기관)라고 합니다.

이제 100여 년 전의 역사로 거슬러 올라가보도록 하겠습니다. 이때부터 암과 관련된 이야기가 시작됩니다. 효소치료의 역사는 암 보완대체요법의 역사라고 해도 과언이 아닙니다. 암 보완대체요법이라는 것은 기존의 암을 치료하는 여러 방법(수술, 방사선, 화학요법)을 돕는 역할을 하는 것입니다. 즉, 수술할 때도 효소를 이용하고 방사선 치료 후에도 효소를 이용하며 항암제 치료를 받으면서도 효소를 이용한다는 것입니다. 효소를 위주로 하여 암을 치료하는 것은 아니지만, 효소를 이용하여 다른 방법의 치료 효과를 높이는 것을 말합니다.

아시다시피 현대인을 괴롭히는 병 중 가장 심각한 질환은 단연 암입니다. 따라서 새로운 약품이 개발되면 암 치료제인 경우가 상당히 많습니다. 암 치료에 빠른 변화가 일어나고 있는 이 시대에 효소치료는 항암요법의 하나로 학계에서 큰 주목을 받고 있습니다.

이러한 효소치료는 1960년대에 도널드 켈리(Donald Kelly)라는 암 치료에 관심이 많았던(실제로 그는 효소치료와 영양치료를 써서 자신의 췌장암을 완치하였다고 전해집니다) 치과의사에 의해 본격적으로 시작되었다가, 후에 니콜라스 곤잘레스(Nicholas Gonzalez)라는 의사에 의해 더욱 발전되어, 최근 미국 국립보건기구에 의해 그 가치가 새로이 연구되고 있습니다.

2) 존 비어드의 발견

그러나 효소치료가 1960년대에 처음 시작된 것은 아닙니다. 사실 효소치료의 역사는 1900년대 영국 북쪽 스코틀랜드의 생물학자인 존 비어드(John Beard) 박사에게까지 거슬러 올라갑니다.

(1) 연구의 시작

① 태반세포와 암세포의 유사성

비어드 박사는 소화기능과 췌장효소 양의 증가가 암에 대한 인체의 주된 방어체계라고 제안했습니다. 또한 그는 인간 태반세포가 암세포와 형태가 유사하고 또한 비슷하게 작용한다는 것을 발견하기도 했습니다. 하지만 모체의 태내에서 약 4개월째가 되면 태아의 췌장이 활성화되는데, 이때 태반은 성장을 멈추고 마치 죽어 가는 암세포처럼 행동합니다. 그는 태아가 태반을 조절하기 위해 효소를 분비하기 시작하고 이 효소의 분비가 없다면 태반은 계속 성장하여 결국은 태아와 산모를 죽이고야 말 것이라고 가정했습니다. 이러한 가정하에

치유하는 효소

여러 가지 효소치료 연구를 시작하게 된 것입니다.

비어드 박사의 주된 관심사는 포유동물, 특히 임산부와 태아를 연결시켜 주는 태반이었습니다. 태반주사에 대한 이야기를 많이 들어보셨지요? 아기에게 영양을 공급하는 큰 창고 같은 역할을 하는 것이 태반입니다. 아기를 출산하게 되면 산모의 몸 밖으로 아기만 나오는 것이 아니고 태반도 같이 나옵니다. 이러한 태반은 모체로부터의 혈액을 통해 각종 영양분과 산소를 아기에게 공급하고 아기에게서는 이산화탄소와 같은 대사 잔여물들을 수거합니다. 임산부의 자궁 안에 태반이 없다면 아기의 성장은 불가능할 것입니다.

태반은, 두께 약 5센티미터, 지름 약 25센티미터, 무게 500그램 정도인 원반형의 복잡한 구조물입니다. 태반이 생성되기 시작하는 것은, 수정이 일어난 후 자궁강 내로 이동하는 며칠 이내이며, 세포들이 뭉쳐진 작은 공 모양(현미경으로 보일 만한 크기임)을 하고 있습니다. 이 세포들 중의 일부가 배아를 태아로 탈바꿈시키는 강력한 효소들을 분비합니다. 태반에는 여러 다양한 효소를 비롯한 호르몬도 존재하기 때문에, 의약품 및 화장품 원료로 매우 유용하게 사용되고 있습니다.

비어드 박사는 자궁벽에 잘 붙어 있는 태반세포의 초기 모습에 매료되었습니다. 그의 초창기 연구에서 간단하지만 놀라운 발견을 하게 되는데, 그것은 트로포블라스트(trophoblast)라고 불리는 세포들이, 현미경으로 관찰한 암세포의 모습과 아주 흡사하다는 것이었습니다. 생명체 내의 모든 세포들은 각각의 기능에 따라 그 조직(tissue)에

어울리는 모습을 가지고 있는 반면, 현미경 아래서 본 암세포는 그 분화 정도가 약합니다. 바로 이것이 정상 세포와의 가장 큰 차이점입니다. 소장벽의 세포는 소장벽의 세포 모양이 있고, 신경세포는 신경세포의 모양이, 췌장세포는 췌장세포의 모양이 있습니다. 하나의 장기 내에서도 그 역할에 따라 세포 모양이 서로 다릅니다. 예를 들면, 인슐린을 분비하는 췌장세포는, 트립신(trypsin)과 같은 췌장소화효소를 분비하는 췌장세포와는 모양이 다릅니다. 그러나 암세포는 이러한 분화적 특이성을 잃어버립니다. 즉, 암세포는 어떤 고유한 모양을 지니지 않고 무턱대로 자라기만 합니다. 당연히 죽지도 않아서, 암세포를 '죽지 않는 세포'라고 부르는 것이지요.

② 암세포의 특징

암세포는, 기원이 되는 장기의 세포와 유사하기는 하지만 보다 강한 공격성을 지니게 됨에 따라 점차 그 유사성은 약해집니다. 사실 병리학자들은 암을 '분화의 정도가 낮다'라고 표현하는데, 이는 이 암세포들이 경험 많은 병리학자의 눈에 이조차도 표본의 출처가 명기되지 않는 한 그 조직의 기원을 밝히기가 어렵다는 뜻입니다.

비어드 박사는 현미경 아래서의 태반세포가 암세포와 초기의 형태만 닮은 것이 아니라 마치 암세포처럼 행동한다는 사실을 발견했습니다. 그 당시는 이미 암 생물학자들이 정상 세포와는 다른 암세포의 행동 특성에 대해 논의하고 있을 때였습니다.

여기서 잠깐 암세포의 특징을 몇 가지 말씀드리겠습니다. 첫째, 공격적입니다. 암세포들은 방어막 조직을 깨뜨리는 효소를 만들어 내어 무섭게 정상 세포들로 확산됩니다. 둘째, 암세포와 종양조직은 그들이 자라기 원하는 어디에서든 마음대로 자랄 수 있도록 그들만의 혈액 공급망을 만들어 냅니다. 즉 혈관 덩어리로 주변의 영양분을 모두 빼앗습니다. 셋째, 정상 조직이나 장기와는 달리 암세포는 성장에 억제 받지 않고 한없이 자랍니다. 정상 조직은 필요한 때에 필요한 만큼만 자랍니다. 만일 한쪽 신장이 제거되면 남은 신장의 크기가 2배로 커지고 기능 또한 부족분을 보충해 줄 만큼 늘어나게 됩니다. 만일 간의 일부가 제거되면, 남아 있는 간세포들의 부족분이 채워질 때까지 재생됩니다. 하지만 신호가 오면 적절한 시기에 성장을 멈춥니다. 하지만 암세포는 제어나 정지선도 없이 개체의 생명이 위협당하는 순간까지 그 성장을 멈추지 않습니다. 암세포는 브레이크가 망가진 스포츠카라고 할까요? 브레이크가 없는 스포츠카 주변에 있는 사람이나 건물을 생각해 봅시다. 이렇게 망가진 자동차처럼 암세포는 무한 질주하면서 많은 사고를 냅니다.

(2) 연구의 진전

① 태반세포의 특징과 태아의 췌장

사실 비어드 박사가 발견한 대로 트로포블라스트 세포는 마치 암세포와 같이 자궁벽에 효과적으로 침입합니다. 태반은 마치 암세포의 초기 성장에서와 같이 자신의 성장과 자궁벽으로의 계속적인 침입을 위해서 그 자신만의 혈액 공급원을 마련합니다. 하지만 태반은 시간이 지남에 따라 그 성장이 느려지고 마침내 멈추게 됩니다. 비어드 박사는 태반의 성장 과정 중에 공격적이고 침입적인 성격에서 비공격적이고 유순하고 안정적인 기관으로 변화한다는 사실을 알아냈습니다. 그는 연구를 통하여 트로포블라스트 성장의 본질에 대한 기초를 설명했습니다. 그가 연구한 포유류의 태반은 각각의 종마다 고유한 발생의 특정 시점에서 성장을 멈춘다는 것입니다.

사람의 태반에서는 비공격적으로 되는 시기가 수정 후 56일째라고 합니다. 약 100년이 지난 오늘날에도 태아-태반 발달에 있어서의 이 이정표는 여전히 사실로 남아 있습니다. 비어드 박사는 56일째 되는 날, 암세포와 유사한 조직을 성숙한 필수 기관으로 바꾸어 주는 어떤 일이 일어난다는 것을 깨달았습니다. 그는 만일 이렇게 공격적이고 덜 분화된 트로포블라스트 조직을 어떻게 비공격적이고 분화된 조직으로 바꾸어 주는가를 이해할 수 있다면 암에 대한 해답도 발견하리라 믿었습니다. 100여 년 전에 이러한 연구를 했다는 것이 믿어지지 않을 정도입니다.

비어드 박사는 그 해답을 태아의 췌장에서 발견하였습니다. 췌장은 상복부의 위장 뒤편에 위치한 복잡한 기관으로, 실제로는 내분비와 외분비의 2개의 기관이 한데 모인 것입니다. 내분비계 췌장은 혈당 조절에 쓰이는 글루카곤과 인슐린을 분비하고, 외분비계의 췌장은 식사 중과 후에 소장으로 분비되는 여러 가지 효소들을 만들어 냅니다. 단백질을 소화하는 트립신과 키모트립신 등의 프로테아제, 지방을 분해하는 리파아제, 그리고 전분을 소화하는 아밀라아제 등이 있습니다.

비어드 박사가 연구를 하던 1900년대에도 이미 주요 췌장효소들의 분류와 각각의 기능들이 잘 알려져 있었습니다. 많은 연구와 착오 끝에 비어드 박사는 마침내 어떤 결론에 이르렀습니다. 태반이 성장과 침입을 멈추고 암세포와 같이 공격적인 조직으로부터 생명을 지탱하는 기관으로 탈바꿈하는 바로 그 날이, 태아의 췌장이 활동하기 시작하는 바로 그 날과 같은 날입니다. 비어드 박사가 살던 시대의 다소 원시적인 도구들을 떠올려 보면, 이것은 가히 놀라운 발견이라 할 수 있습니다. 그는 태반 성장에 대해 더 많이 연구할수록, 태아의 췌장으로부터 나온 어떤 물질이 태반의 성장을 늦추고 결국에는 멈추게 하는 어떤 신호를 보내는 것이라고 확신하게 되었습니다. 더 많은 동물들에 대해 연구한 끝에, 비어드 박사는 그 주된 신호 요소가 단백질 분해효소, 그중에서도 특히 트립신과 키모트립신이라고 결론지었습니다.

최근의 연구결과는 태아의 췌장이 발달 초기에 실제로 소화효소들을 만들고 분비하기 시작한다는 사실을 밝혀냈습니다. 이는 대단히 흥미로운 사실입니다. 왜냐하면 이론적으로 태아는 수정 후 9개월 후가 되어 처음으로 음식을 먹기 전까지는 췌장이 활성화될 필요도 없고, 또 췌장효소를 생산할 필요가 없기 때문입니다. 태아는 성장에 필요한 영양소를 완벽하게 소화된 형태로 엄마의 혈액으로부터도 공급받기 때문입니다. 즉, 엄마 뱃속에서 자라는 태아는 소화효소가 전혀 필요하지 않습니다.

그런데도 이 효소들은 적지 않은 양이 임신 9개월 중 약 2개월 정도부터 생산되기 시작합니다. 그 이유는 무엇일까요? 비어드 박사도 이것이 무척 궁금했을 것입니다. 그는 연구를 통해서 다음의 사실을 밝혀냈습니다.

비어드 박사는 태아가 효소를 생산하는 이유는, 생명 유지에 필수적인 태반을 조절하고 성장을 제어하기 위해서라고 가정했습니다. 만일 효소를 생산하지 못할 경우에는 태반이 계속 성장하여 결국 산모를 죽일 것이고 결국에는 태아도 죽게 될 것이라고 본 것이지요. 그리고 만일 췌장 단백질분해효소가 실제로 태반의 성장을 조절한다면 이 동일한 효소들이 암도 제어할 수 있으리라고 가정하였습니다. 왜냐하면 암세포가, '췌장효소에 의해 적절한 조절이 안 된' 태반과 유사한 세포와 다를 바 없다고 믿었기 때문입니다. 비어드 박사는 초기 연구를 통하여, 트로포블라스트 세포가 암세포처럼 행동하고 태반은 암과 같이 행동한다고 보았습니다. 하지만 계속된 연구로 자료가 증가함에 따라 암과 트로포블라스트 세포 사이의 관계는 생각보다 더 직접적임을 알게 되었습니다.

② 태반세포와 암의 발생

사실 암과의 전쟁은 지난 100여 년 동안 계속되어 왔지만 암의 기원에 대해서는 여전히 이론이 분분합니다. 암 중에서 일부의 경우만 그 원인이 명확히 알려져 있을 뿐이지요. 예를 들어 여성에게 많이 발생하는 자궁경부암은 바이러스의 감염에 의한 것이라는 것이 알려져, 예방 백신만으로도 암을 예방할 수 있게 되었습니다. 그러나 그 외 다른 암의 경우는 아직도 그 원인에 대한 명확한 이해가 어려운 상황입니다. 어떤 연구자들은 우리 몸의 한 기관에서 정상 기능을 수행하고 있는 성숙한 분화된 세포가, 어떤 이유로 유전적 변이에 의해서 덜 분화되고 더 원시적이고 침입능력을 가지게 되며 조절 불가능한 성장을 하게 된다는 주장을 신봉하고 있습니다. 이러한 과정은 성숙된 세포가 오히려 비성숙하게 바뀌고 또한 비특정화되어야 한다는 가정이 필요합니다.

최근에는 줄기세포가 전 세계적으로 집중적인 연구 대상이 되고 있습니다. 줄기세포는 원시적이고 미분화된 세포로서 모든 기관에서 발견됩니다. 적절한 신호에 따라 줄기세포는 분화를 시작하고 마침내 기관은 성숙하여 각기 고유한 기능을 발휘하게 됩니다. 따라서 이 줄기세포들의 성장과 발달, 분화는 아주 예민하게 지휘되고 조절되는 과정입니다. 이 줄기세포들이 성숙한 세포로 분화되지 않는다면 원시적인 형태로 남아 침입능력을 얻게 되고 결국 제한 없이 성장을 계속하게 될 것입니다. 이러한 세포들이 조절되지 않으면 치명적인 암세포로 변하게 되는 것이지요.

줄기세포는 생명 유지에 필수적입니다. 이들은 내장벽 조직과 같이 빠르게 소모되는 조직의 정상적인 생리적 교체에 필요합니다. 현재 조직학자들은 줄기세포가 조직 교체 또는 손상 복구를 위해 인체의 모든 장기의 모든 조직에 존재한다고 밝혔습니다. 줄기세포의 활동 개시를 위한 신호에는 호르몬, 신경전달물질, 펩티드(peptide) 등 여러 가지가 있습니다. 하지만 생명 유지에 꼭 필요한 바로 그 미분화된 줄기세포들이 적절한 신호가 없다면, 올바르게 분화되지 않고 끝없이 성장해 암세포로 변하고 결국 암을 일으킬 가능성이 있습니다.

비어드 박사의 가장 위대한 업적은, 모든 종의 각각의 조직 내에 원시적이고 미분화된 세포들이 존재한다는 것을 발견한 것입니다. 그는 또한 이 미분화된 원시세포들이 사실은 초기 태아 발생으로부터 남아 있는 태반세포라고 제안하였습니다. 비어드 박사는, 암세포가 성숙하고 분화된 세포들로부터 갑자기 원시적이고 비성숙한, 공격적이고 분열하는 조절 불가능한 조직으로 변하는, 분화의 역행처럼 보이는 과정에 의해 암이 일어난다는 이론에 반대하였습니다. 대신에 뇌와 피부, 발 등 어디서 기원하든 간에 모든 암은 적절한 조절이 상실된 잘못 위치된 태반세포에서 일어난다는 사실을 믿었습니다. 잘못 위치된 태반세포들의 행동을 결정하는 요소인 중요한 조절신호는 췌장으로부터의 효소라고 하였습니다. 비어드 박사는 궁극적으로 모든 암은 태아 때부터 남겨진 태반세포에서 발전되고 이 세포들은 순환하는 췌장효소에 의해 정상적으로 조절될 것이지만, 췌장이 적절한 양의 단백질소화효소를 생산 또는 분비하지 못하게 되면 이 세포들은 이내 조절 불가능하게 될 것이라고 생각하였습니다.

불행히도 비어드 박사는 시대를 100여 년이나 앞서간 사람이었습니다. 그 당시에 그의 이론은 받아들여지지 못하였고 그가 말한 잘못 위치된 태반세포는 수십 년이 지나서야 조직학자들과 분자생물학자들에 의해 모든 기관의 모든 조직에 존재함이 관찰되었습니다. 사실 비어드 박사에게는 암은 무척 이해하기 쉬운 존재였습니다. 그것은 단지 부적절한 췌장효소의 생산으로 인한 잘못 위치된 태반세포의 끊임없는 성장일 뿐이었습니다. 1999년 첫 임상실험에서 수술 불가능한 췌장암 환자들에 대한 고용량의 췌장효소요법이 환자의 생존기간에 상당한 효과가 있음을 확인하고, 현재 비어드 박사의 선구적인 업적을 재조명하기 위해 미국암협회의 후원으로 컬럼비아 대학을 비롯한 여러 대학에서 임상연구가 진행 중입니다.

3) 에드워드 호웰의 등장

효소영양학의 선구자라고 할 수 있는 에드워드 호웰(Edward Howell) 박사는 『효소영양학개론』이라는 저서에서 우리 몸에 존재하는 효소의 중요성을 무척 강조하였습니다(물론 그의 이론은 가설로서 많은 이견이 존재하지만, 우리의 건강에 미치는 소화효소의 중요성에 대해 언급했다는 자체로서 역사적인 가치를 인정받아야 한다고 생각합니다).

몸속에 존재하는 효소들은 음식을 소화시키고 질병과 대항하여 싸우는 것 외에도 셀 수 없이 많은 역할을 수행하고 있습니다. 어떤 단백질분해효소(대표적으로 췌장효소)는 암세포를 둘러싸고 있는 강한 세포벽을 녹여버립니다. 이 과정이 이루어진 후에라야 면역계의 NK세포들은 암세포들을 공격하도록 인식하고 암세포들을 파괴합니다. 즉, 효소와 면역체계는 무척 긴밀한 관계를 유지하여 우리 몸을 지키고 있습니다.

췌장은 음식에 함유되어 있지 않은 필수적인 효소들을 생산하여 우리 몸의 신진대사를 유지합니다. 그러나 몸의 면역력이 약해지거나 암과 같은 만성질환에 시달리게 되면 췌장 기능은 점점 떨어집니다. 그래서 세계 각국에서는 암과 싸우는 새로운 효소를 개발하기 위해 지속적으로 연구하고 있으며, 그 결과 현재 여러 나라에서 다양한 효소치료 제품들이 생산되고 있습니다. 이 가운데 트립신과 키모트립신은, 암세포 표면의 단백질을 녹여 인체의 면역세포로 하여금 이를 암세포로 인식하고 죽이게 만드는 2가지 주요 효소입니다. 최근에는 분자생물학적 기법을 이용하여 효소를 생산하는 유전자를 세포에 주입하여(바이러스 등을 이용해서) 효소의 발현을 통한 치료가 시도되고 있습니다.

4) 효소치료의 연구논문과 임상실험

이번에는 연구논문과 임상실험 등으로 입증된 내용을 연대별로 정리해 보았습니다. 비어드 박사의 선구자적 연구가 이루어진 이후에 소강상태를 보이던 효소치료의 연구는 1960년에 본격적으로 다시 시작되어 최근에까지 이어지고 있습니다.

① 효소치료의 연구논문

대표적인 질환과 이 질환의 효소적 치료에 대한 논문은 다음과 같

습니다. 연도와 질병의 종류 정도만 확인하셔도 좋습니다. 좀 더 학
문적으로 관심있는 분들은 직접 논문을 찾아보시면 도움이 되리라
봅니다.

❖ 연도별 효소치료에 관한 논문(1966~2020년 기간의 논문 중 일부)

1966년 암(cancer): Wolf, M. (1966). Anwendung proteolytischer Enzyme bei der Behandlung metastasierter Melanomalignome? Munch Med Wochenschr. 108: 2540-2543.

1967년 부종 혹은 수종(edema): Weisskirchen, H., & el Salamouny, A. R. (1967). Treatment of post-traumatic and postoperative swellings with proteolytic enzymes. Med Welt. 52: 3211-3212.

1974년 대상포진(herpes zoster): Bartsch, W. (1974). Zur Therapie des Zosters mit proteolytischen Enzymen. Der informierte Arzt, 2: 2-7.

1975년 박테리아 감염(bacterial infections): Rodeheaver, G., Marsh, D., Edgerton, M. T., & Edlich, R. F. (1975). Proteolytic enzymes as adjuncts to antimicrobial prophylaxis of contaminated wounds. The American Journal of Surgery. 129(5): 537-544.

1975년 흉수(pleural effusion): Titscher, R., & Wrba, H. (1975). Lokaltherapie des malignen Pleuraergusses-neue Beobachtungen und Ergebnisse. Österr Zschr Onkol. 1: 24-25.

1979년 류머티즘 관절염(rheumatoid arthritis): Werk, W., & Hoerger, I. (1979). The clinical and laboratory course of RA patients after treatment with the fibrinolytic and thrombolytic agent Wobenzym. In: Progress in Chemical Fibrinolysis and Thrombolysis. (Ed.). Davidson: 199-204.

1980년 블레오마이신(bleomycin): Schedler, M., Lind, A., Schatzle, W., Stauder, G. (1980). Adjuvant therapy with hydrolytic enzymes in oncology: a hopeful effort to avoid bleomycin induced pneumotoxicity? J. Cancer. Res. Clin Oncol. 116: 697.

1983년 혈전정맥염(thrombophlebitis): Mahr, H. (1983). Zur Enzymtherapie-entzündlicher Venenerkrankungen, der tiefen Beinvenenthrombose und des postthrombotischen Syndroms. Erfahrungsheilkunde. 32(3): 117-121.

1983년 유방종양(breast tumors): Rokitansky, O. (1983). 15 Jahre operative Behandlung des Mammakarzinoms mit adjuvanter Enzymtherapie. EHK. 3: 115-116.

1986년 전립선염(prostatitis): Ruggendorf, E. W., Burghele, A., & Schneider, J. (1986). Behandlung der chronischen abakteriellen Prostatitis mit hydrolytischen Enzymen. Der Kassenarzt. 26: 43.

1988년 세포전이 형성(metastatic formation): Batkin, S., Taussig, S. J., & Szekerezes, J. (1988). Antimetastatic effect of bromelain with or without its proteolytic and anticoagulant activity. Journal of Cancer Research Clinical Oncology. 114(5): 507-508.

1988년 동맥경화(artherio sclerosis): Denck, H. (1988). Therapie von Gefäß erkrankungen mit Enzympräparaten. In MEF (Ed.). Therapie von gefäß erkrankungen mit Enzympräparaten, p. 31. München: Medipharma

Relations.

1988년 치과수술(dental surgery): Vinzenz, K. (1988). Orale Enzymgabe bei operativer Zahnentfernung im Kieferbereich. In MEF (Ed.). Systemische Enzymtherapie.: 23-24. München: Medipharma Relations.

1989년 감염(inflammation): Barabanov, L. G. (1989). Functional indices of the hypophysis, gonads and adrenal cortex during the treatment of patients with gonorrheal inflammation of the scrotal organs using proteolytic enzymes. Vestn Dermatol Venerol. 8: 46-48.

1990년 방사선 치료(radiotherapy): Beaufort, F. (1990). Reduction of radiation side-effects by hydrolytic enzymes Therapeutikon. 4(10): 577-580.

1990년 다발성경화증(multiple sclerosis): Baumhackl, U., & Fördermair, S. (1990). Enzymtherapie bei Multipler Sklerose. Allgemeinmedizin. 19(4): 169-172.

1991년 대장균(Escherichiacoli): Mynott, T. L., Chandler, D. S., & Luke, R. K. (1991). Efficacy of enteric-coated protease in preventing attachment of enterotoxigenic Escherichiacoli and diarrheal disease in the RITARD model. Infection and Immunity. 59(10): 3708-3714.

1993년 정맥동염(sinusitis): Wohlrab, R. (1993). Enzymkombinationspräparat zur Therapie der Sinusitis acuta. Der Allgemeinarzt. 15(2): 104-114.

1996년 요로감염증(urinary tract infection): Kerbl, K. (1996). Enzymtherapie bei chronisch abakterieller Prostatitis. In: Systemsiche Enzymtherapie: Aktueller Stand und Fortschritte, (Eds.). Wrba, H., Kleine, H. W., Miehlke, K. Dittmar,

F.-W., & Weissenbacher, E. R. (1996). München: Medizin Verlag.: 67-69.

1996년 클라미디아 감염(Chlamydia infection): Mikazans, I. (1996). The use of Wobenzym to increase the pharmacotherapy Effeciency in Disease caused by Clamydia Trachomatis. Journal of the European Academy of Dermatology & Venerology. 7(2): 195-196.

1996년 유선증(mastopathy): Rammer, E., & Friedrich, F. (1996). Enzymtherapie zur Behandlung der Mastopathie. Eine randomisierte doppelblinde klinische Studie. Wien Klin Wochenschr. 108(6): 180-183.

1997년 B형 간염(hapatitis B): Romanova, S. V., Shabunina, E. I., Pereslegina, I. A., & Tolkacheva, N. I. (1997). Influence of WobenzymR therapy on immune and metabolic parameters in children with chronic hepatitis B. International Journal of Immunother. 17: 99-100.

1998년 다발성골수종(multiple myeloma): Sakalova, A., Dedik, L., Gazova, S., Hanisch, J., & Schiess, W. (1998). Survival analysis of an adjuvant therapy with oral enzymes in multiple myeloma patients. British Journal of Haematology. 102: 353-353.

1999년 당뇨성 맥관장애증(Diabet. angiopathy): Sabadosh, R. V. (1990). The efficiacy of Wobenzym in the treatment of intravascular disseminated blood coagulation syndrome in diabetic angiopathy of lower extremities. Klinichna Khirurhiia. 1: 16-18.

2000년 안구 포도막염(uveitis): Porubska, M. (2000). Our first experience with utilisation of hydrolytic enzymes in anterior uveitis. Rheumatologia. 14(2): 65-

69.

2000년 종양학 연구에 활용되는 전신적 효소치료: Leipner, J., Saller, R.
Systemic (2000). Enzyme Therapy in Oncology. Drugs. 59: 769-780.

2000년 결장암(colorectal cancer): Popiela, T., Kulig, J., Kéek, S., Wachol, D.,
Bock, P. R., & Hanisch, J. (2000). Double-blind pilot-study on the efficacy of
enzyme therapy in advanced colorectal cancer. Przeglad Lekarski. 57(Suppl
5): 142-142.

2001년 사구체신염(glomerulonephritis): Paczek, L., Wood, G., Stauder, G.,
Heidland, A. (2001). Enzyme therapy in diabetic nephropathy: Experimental
and initial clinical data. International Journal of Immunotherapy. 17(2-4): 87-
92.

2001년 어린이 글리코겐 저장 관련 질환의 치료를 위해 재조합효소를 이용한 효
소치료 임상실험: Amalfitano, A., Resai Bengur, A., Morse, R. P., Majure,
R.P., et al. (2001). Recombinant human acid α-glucosidase enzyme therapy
for infantile glycogen storage disease type II: Results of a phase I/II clinical
trial. Genetics in Medicine. 3: 132-138.

2002년 어린이 패혈증의 치료를 위한 프로테아제 Phlogenzym의 효능과 안전성:
Shahid, S. K., Turakhia, N. H., Kundra, M., Shanbag, P., Daftary, G. V.,
Shiess, W. (2002). Efficacy and safety of Phlogenzym-A protease
formulation, in sepsis in children. J. Assoc. Physicians India. 50: 527-531.

2002년 나토키나아제의 다양한 치료효과(동맥경화, 고혈압, 뇌졸중 등)와 복용량(하
루 250-650mg)에 관한 연구논문을 정리한 총설: Milner, M., Makise, K.

(2002). Natto and its active ingredient nattokinase. Alternative & Complementary Therapies. June: 157-164.

2003년 통풍(gout): Mukhin, I. V., & Nikolenko, V. I. (2003). Experimental systemic enzyme therapy of gouty and primary glomerulonephritis. Eksperimentalnaia i Klinicheskaia Farmakol. 66(4): 32-35.

2003년 단백질분해효소인 세라펩타아제를 이용한 29명의 만성기도질환 환자를 대상으로 한 효소치료 임상연구: Nakamura, S., Hashimoto, Y., Mikami, M., Yamanaka, E., Soma, T., Niho, M., Zauma, A., Kudoh, S. (2003). Effect of the proteolytic enzyme serrapeptase in patients with chronic airway disease. Respirology. 8: 316-320.

2003년 대장암 치료를 위한 아데노바이러스 활용 효소치료: Okabe, S., Arai, T., Yamashita, H. et al. (2003). Adenovirus-mediated prodrug-enzyme therapy for CEA-producing colorectal cancer cells. J. Cancer Res. Clin. Oncol. 129: 367-373.

2004년 파브리병 치료를 위한 효소의 사용: Linthorst, G. E., Hollak, C. E. M., Donker-Koopman, W. E., Strijland, A., Aerts, J. M. F. G. (2004). Enzyme therapy for Fabry disease: Neutralizing antibodies toward agalsidase alpha and beta. Kidney International. 66: 1589-1595.

2004년 복합효소 복용에 의한 무릎 골관절염 치료효과에 대한 이중맹검 임상실험: Akhtar, N. M., Naseer, R., Farooqi, A. Z., Aziz, W., Nazir, M. (2004). Oral enzyme combination versus dichlofenac in the treatment of osteoarthritis of the knee-A double-blind prospective randomized study. Clin. Rheumatol.

23: 410-415.

2004년 페닐케톤뇨증의 효소치료에 관한 연구 동향 정리: Kim, W, Erlandsen, H., Surendran, S., Stevens, R. C., Gamez, A., Michols-Matalon, K., Tyring, S. K., Tatalon, R. (2004). Trends in enzyme therapy for phenylketonuria. Mol. Therapy. 10: 220-224.

2005년 낭포성 섬유증 환자의 치료를 위해 췌장효소를 이용한 환자치료 사례: Baker, S. S., Borowitz, D., Duffy, L., Fitzpatrick, L., Gyamfi, J., Baker, R. D., Pancreatic enzyme therapy and clinical outcomes in patients with cystic fibrosis. (2005). The Journal of Pedatrics. 146: 189-193.

2006년 셀리악병 치료를 위한 복합효소치료법: Siegel, M., Bethune, M. T., Gass, J., Ehren, J., Xia, J., Johannsen, A., Stuge, T. B., Gray, G. M., Lee, P. P., Khosla, C. (2006). Rational design of combination enzyme therapy for celiac sprue. Chem. Biol. 13: 649-658.

2007년 페닐케톤뇨증 치료를 위한 융합단백질 동맥주사제의 사용: Eavri, R., Lorberboum-Galski, H. (2007). A novel approach for enzyme replacement therapy. J. Biol. Chem. 282: 23402-23409.

2007년 셀리악 질환을 앓고 있는 환자에게 글루텐 소화를 돕기 위해 효소치료를 시행한 동물실험 결과(세계 최고 수준의 논문 IF=19.809): Gass, J., Bethune, M. T., Siegel, M., Spencer, A., Khosla, C. (2007). Combination enzyme therapy for gastric digestion of dietary gluten in patients with celiac sprue. Gastroenterology. 133: 472-480.

2008년 암치료의 부작용을 줄이는 데 사용되는 단백질분해효소(희귀의약품

orphan drug) 치료법의 허와 실에 대한 보고: Beuth, J. (2008). Proteolytic enzyme therapy in evidence-based complementary oncology: Fact or fiction? Integrative Cancer Therapies. 7: 311-316.

2008년 소화장애 완화를 위한 식용효소의 역할: Roxas, M. (2008). The role of enzyme supplementation in digestive disorder. Alternative Medicine Review. 13: 307-314.

2009년 고셔병 환자의 치료를 위한 효소대체 요법에 있어서 용량과 반응의 관계: Grabowski, G. A., Kacena, K., Cole, J. A., Hollak, C. E. M., Zhang, L., Yee, J., Mistry, P. K., Zimran, A., Charrow, J., Dahl, S. V. (2009). Dose-response relationships for enzyme replacement therapy with imiglucerase/alglucerase in patients with Gaucher disease type 1. Genetics in Medicine. 11: 92-100.

2010년 췌장효소 섭취에 의한 만성 췌장염 환자의 영양상태 호전: Dominguez-Munoz, J. E., Iglesias-Garcia, J. (2010). Oral pancreatic enzyme substitution therapy in chronic pancreatitis: Is crinical response an appropriate marker for evaluation of therapeutic efficacy? J. Pancreas. 11: 158-162.

2011년 약물 과투약과 중독의 치료를 위한 효소치료의 사용을 제안: Zheng, F., Zan, C. G. (2011). Enzyme-therapy approaches for the treatment of drug overdose and addiction. Future Med. Chem. 3: 9-13.

2012년 희귀 유전성 대사질환인 유아 폼페병(infantile Pompe disease)의 증상완화를 위한 효소치료: van Gelder, C. M., van Capelle, C. I., Ebbink, B. J., Moor-van Nugteren, I., van den Hout, J. M. P., Kakkesteegt, M. M., van Doorn, P. A., de Coo, I. F. M., Reuser, A. J. J., de Gier, H. H. W., van der

Ploeg, A. T. (2012). Facial-muscle weakness, speech disorders and dysphagia are common in patients with classic infantile Pompe disease treated with enzyme therapy. J. Inherited Metab. Disease. 35: 505-511.

2012년 만성 소화장애인 셀리악병 치료를 위한 효소치료제. 위에 언급된 2007년 논문의 내용 포함: Bethune, M. T., Khosla, C. (2012). Chapter ten-Oral enzyme therapy for celiac sprue. Methods in Enzymology. 502: 241-271.

2013년 폼페병 치료를 위한 효소대체요법 연구 정리: Toscano, A., Schoser, B. (2013). Enzyme replacement therapy in late-onset Pompe disease: a systematic literature review. J. Neurol. 260: 951-959.

2014년 식물세포에 담지된 혈압저감 효소의 복용에 의한 폐고혈압 증상 완화: Shenoy, V., Kwon, K. C., Rathinasabapathy, A., Lin, S., Jin, G., Song, C., Shil, P., Nair, A., Qi, Y., Li, Q., Francis, J., Katovich, M. J., Daniell, H., Raizada, M. K. (2014). Oral delivery of antiotensin-converting enzyme 2 and antiotensin-(1-7) bioencapsulated in plant cells attennuates pulmonary hypertension. Hypertension. 64: 1248-1259.

2014년 미국 약국에서 판매되는 효소보충제의 효능과 사용방법: Varayil, J. E., Bauer, B. A., Hurt, R. T. (2014). Over-the-counter enzyme supplements: What a clinician needs to know. Mayo Clin. Proc. 89: 1307-1312.

2015년 나토키나아제 단독 섭취에 따른 혈전용해와 혈액 항응고 효과: Kurosawa, Y., Nirengi, S., Homma, T., Esaki, K., Ohta, M., Clark, J. F., Hamaoka, T. (2015). A single-dose of oral nattokinase potentiates thrombolysis and anti-coagulation profiles. Scientific Reports. 5: 11601.

2016년 위장질환의 치료를 위한 소화효소 건강식품의 소개: Ianiro, G., Pecere, S., Giorgio, V., Gasbarrini, A., Cammarota, G. (2016). Digestive enzyme supplementation in gastrointestinal disease. Current Drug Metabolism. 17: 187-193.

2016년 효소의 섭취에 따른 인체 내 기능 조절과 관련된 최신 연구를 정리한 총설 (a mini review): UmaMaheswari, T., Hemalatha, T., Sankaranarayanan, P., & Puvanakrishnan, R. (2016). Enzyme therapy: Current perspectives. Indian Journal of Experimental Biology. 54: 7-16.

2016년 복합효소 복용에 의한 무릎 골관절염 치료효과에 대한 임상실험 추가 자료: Ueberall, M. A., Mueller-Schwefe, G. H. H., Wigand, R., Essner, U. (2016). Efficacy, tolerability, and safety of an oral enzyme combination vs diclofenac in osteoarthritis of the knee: Results of an individual patient-level pooled reanalysis of data from six randomized controlled trials. J. Pain Res. 9: 941-961.

2017년 저인산효소증(hypophosphatasia)의 치료를 위한 효소치환요법: Whyte, M. P. (2017). Hypophosphatasia: Enzyme Replacement Therapy Brings New Opportunities and New Challenges. Journal of Bone and Mineral Research. 32: 667-675.

2018년 단백질 분해효소인 세라시오펩티다아제(serratiopeptidase)와 항산화제인 라이코펜(lycopene)의 동시 섭취가 구강점막섬유증(oral submucous fibrosis)에 미치는 영향. 위약이 첨가된 임상실험: Gavirangaiah, R. H., Sowmya, G. V., Bhari, S. M., Madhusudan, A. (2018). Efficacy of lycopene and serratiopeptidase in the management of oral submucous fibrosys: A placebo-controlled follow-up study. World J. Pharm. Res. 7: 707-718.

2018년 인도에서 시행되고 있는 효소대체요법의 현황에 대한 다양한 고찰: Muranjan, M., Karande, S. (2018). Enzyme replacement therapy in India: Lessons and insights. J. Postgrad. Med. 64: 195-199.

2019년 췌장효소를 이용한 효소대체 요법의 최근 연구동향: Brennan, G. T., Saif, M. W. (2019). Pancreatic enzyme replacement therapy: A concise review. JOP. J. Pancreas. 20: 126-129.

2019년 효소치료제 ALLN-177의 복용에 따른 옥살산뇨증의 치료: Lingeman, J. E., Pareek, G., Easter, L., Pease, R., Grujic, D., Brettman, L., Langman, C. B. (2019). ALLN-177, oral enzyme therapy for hyperoxaluria. Int. Urology and Netphrology. 51: 601-608.

2019년 치료용 효소에 관한 논문을 정리하여 싱가포르의 세계적 출판사인 Springer사에서 단행본 책으로 출간: Nikolaos Labrou (2019). Therapeutic Enzymes: Function and Clinical Applications. Springer, Singapore (ISSN: 0065-2598, DOI: https://doi.org/10.1007/978-981-13-7709-9).

2020년 파브리병의 치료를 위해 효소대체요법에서 샤페론 미갈라스테트 복용으로 변경: Riccio, E., Zanfardino, M., Ferreri, L., Santoro, C., Cocozza, S., Capuano, I., Imbriaco, M., Feriozzi, S., Pisani, A., AFFINITY Group. (2020), Switch from enzyme replacement therapy to oral chaperone migalastat for treating fabry disease: Real-life data. Eur. J. Human Genetics. https://doi.org/10.1038/s41431-020-0677-x.

2020년 리소좀 저장 장애, 암, 알츠하이머, 위장장애, 췌장질환, 신장질환, 유전자 치료 등에 광범위하게 사용 가능한 효소치료의 가능성: Datta, S., Rajnish, K. N., Priya Doss, C. G., Samuel, S. M., Selvarajan, E., Zayed, H. (2020). Enzyme therapy: A forerunner in catalyzing a healthy society. Expert Opinion on Biological Therapy. https://doi.org/10.1080/14712598.2020.1787980

이곳(http://www.enzymetherapy.at/cms/index_1.html)을 참고하시면 좀 더 자세한 내용을 보실 수 있습니다.

② 효소치료에 관한 임상실험 사례

〈표 8〉에는 실험실에서의 연구가 아닌 실제 병원에서 환자를 대상으로 진행하는 임상실험의 사례를 정리했습니다. 1960년도부터 2007년까지의 내용 요약을 보시면, 세계적으로 170회 이상의 효소치료 임상실험이 이루어졌으며, 2만여 명 이상의 환자가 효소를 이용한 치료에 참여했습니다. 이제 효소치료는 단순한 개념이 아니라 현존하는 치료법으로서 그 가치를 인정받아도 좋다고 판단됩니다.

최근 국내 한의학 쪽에서 생약효소에 의한 효소치료라는 이야기를 종종 사용하는데, 이는 미생물 발효물을 이용하여 피부보습 및 항균, 항염 등에 사용하는 것에 국한된 방법을 가리킵니다. 이 책의 효소치료는 우리 몸의 전반적인 기능을 보완할 뿐만 아니라 암의 치료에까지 사용되는 보다 광범위한 개념입니다.

〈표 8〉 실제 병원에서 진행된 효소치료 임상실험 사례(1960~2007년)

질병	임상실험 횟수	임상실험에 참여한 환자 수
부속기염[Adnexitis(Pelvic inflammation)]	6	304
강직성 척추염(Ankylosing spondilitis)	1	40
동맥경화(Arteriosclerosis)	3	149
골절(Bone fractures)	6	306
유방암(Breast cancer)	2	704
만성구강질환(Chronic wounds oral)	1	20
만성상처연고(Chronic wounds ointment)	5	558
대장암(Colorectal cancer)	1	1,242
치과수술(Dental surgery)	3	282
자궁내막증(Endometriosis)	2	146
위궤양(Gastric ulcer)	3	233
사구체신염(Glomerulonephritis)	4	301
혈종(Hematomas)	10	1,179
부상(Injuries)	22	2,477
간염(Liver inflammation)	5	154
림프수종(Lymphedema)	7	701
유선증(Mastopathy)	7	738
다발성골수종(Multiple myeloma)	1	265
다발성경화증(Multiple sclerosis)	4	475
퇴행성관절염(Osteoarthritis)	11	959
귀염증(Otitis)	4	129
전립선염(Prostatitis)	6	737
방사선치료 부작용[Radiotherapy(side effects)]	12	1,315
류머티즘 관절염(Rheumatoid arthritis)	15	3,366
축농증(Sinusitis)	9	1,161
혈전증(Thrombosis)	8	664
편도선염(Tonsillitis)	3	187
비뇨생식기 감염증(Urogenital tract infection)	2	259
바이러스 감염(Varizella zoster)	8	612
합계	171	19,663

참고) 부속기염: 난관, 난소 및 그 주변 장기의 염증.
　　　사구체신염: 신장의 사구체에 범발성으로 일어나는 염증성 질환.
　　　림프수종: 선천성 또는 후천성으로 림프관이 손상되거나 막혀 단백질이 풍부한 림프액이 피하에 축적되어 팔다
　　　　　리가 붓는 현상.
　　　유선증: 유선(乳腺)질환 중에서 가장 빈도가 높은 질환으로 부인의 양쪽 또는 한쪽의 유선에 경계 불명료한 대소
　　　　　다수의 종류, 경결이 나타남.
　　　다발성골수종: 백혈구를 만드는 혈장세포가 통제를 안 받고 자라며, 오래되면 골수암으로 발전함.
　　　다발성경화증: 중추신경계에 발생하는 탈수초성 질환의 한 종류로, 임상적으로 재발과 완화를 반복하는 질환.

5) 효소치료의 현대 과학자

효소치료에 큰 역할을 한 2명의 과학자, 존 비어드 박사와 에드워드 호웰 박사에 대해서는 앞에서 소개했습니다. 더불어 최근 주목받고 있는 젊은 과학자들에 대해 소개하겠습니다.

　최근 발효를 이용한 효소의 생산에 대한 관심이 증가하면서 집에서 효소를 제조하는 분들이 많이 계신 것으로 알고 있습니다. 그러나 사실 효소는 박테리아, 곰팡이, 식물, 동물 등 모든 생명체에서 얻을 수 있습니다. 즉, 발효를 통해 얻은 효소만이 좋은 것이 아니며, 어떤 생명체에서 얻든지 간에 효소의 기능이 중요합니다. 효소를 이용하여 염증, 상처, 암을 치료한 역사는 무척 오래되었습니다. 무화과나무의 수액, 파파야 과일의 과육, 파인애플, 알로에 잎 등은 오래전부터 아프리카, 아메리카, 아시아, 호주와 유럽 등지에서 상처, 벌레에 의한 감염, 관절 통증 완화를 위한 약으로 이용되어 왔으며, 이들 모두 단백질분해효소(프로테아제)가 포함되어 있다는 공통점이 있습니다. 이 프로테아제의 효능과 사용은 지금은 무척 대중적인 요법이 되었는데, 이 요법의 대중화에는 막스 울프와 칼 란스버거라는 2명의 과학자가 큰 기여를 하였습니다.

(1) 막스 울프

1882년 오스트리아 빈에서 태어난 막스 울프(Max Wolf) 박사는, 미국 뉴욕에서 의학을 공부했습니다. 효소가 인체에서 수행하는 여러 가지 중요한 역할에 주목한 그는, 친구인 에른스트 프로인트(Ernst Freund) 박사와 공동으로 연구논문을 발간하기도 했습니다.

그들은 건강한 사람의 혈장(blood serum)에는 암세포를 파괴하는 성분이 포함되어 있는 반면, 병에 걸린 사람의 혈장은 이러한 기능이 없다는 것을 알게 되었습니다. 프로인트 박사는 이 물질을 '정상적인 물질(normal substance)'이라고 명명하고, 암세포를 파괴하는 반응을 '프로인트 카미네르(Freund-Kaminer) 반응'이라고 하였습니다. 하지만 그 당시 대학의 많은 연구자들은 이 물질과 이 반응의 중요성에 대해 인식하지 못했습니다.

한편 울프 박사는 프로인트 박사의 발견을 중요하게 인식하고 이 방법이 앞으로 암의 치유에 큰 공헌을 할 것이라고 굳게 믿었습니다. 환자의 혈장에는 없고 건강인의 혈장에는 존재하는 이 정상적인 물질이 바로 '효소'였습니다. 막스 박사는 이 연구결과를 바탕으로 '생물학연구소(Biological Research Institute)'를 설립하여 유명한 세포생물학자인 헬렌 베니테즈(Helen Benitez) 박사와 공동연구를 수행했습니다. 오랜 기간 수많은 효소의 조합을 연구하여 질병 치료에 도움이 되는 최적의 효소 혼합비를 찾아냈습니다. 그 결과, 다양한 급성 및 만성 감염, 부종(oedema), 바이러스 감염을 치유할 수 있게 되었습니다.

(2) 칼 란스버거

칼 란스버거(Karl Ransberger) 박사는 1931년 유럽 바바리아의 로젠하임에서 출생하여 제2차 세계대전 이후 미국으로 건너가 공부했습니다. 미국에서 울프 박사와 조우한 후 그의 연구결과에 매료되어 효소를 이용한 새로운 치유 연구를 시작했습니다. 독일로 돌아가 울프 박사와 함께 '의학용 효소연구재단(Medical Enzyme Research Foundation)'을 공동 설립하였습니다. 란스버거 박사는 효소를 이용한 효소치료야말로 부작용 없이 난치병을 치료할 수 있다고 확신했습니다. 그의 열정 덕분에 당시 유럽의 많은 보수적인 의과대학 교수들까지 효소치료에 관심을 갖게 되었습니다.

1965년 이후 그는 유럽과 미국의 500명 이상의 의사, 과학자 들과 효소의 치유 효과에 관련된 기초연구와 임상연구를 진행하여, 암과 염증 질환의 치료에 큰 공헌을 하였습니다. 이러한 란스버거 박사의 열정과 노력 덕분에 지금 전 세계의 많은 환자들이 부작용이 없는 효소치료의 혜택을 받고 있습니다. 효소치료는 효소 단독으로도 큰 역할을 하지만, 기존의 의학적 치료와 병행하여 진행할 경우에도 큰 효과를 보여 대체의학의 큰 줄기를 이루고 있다고 할 수 있습니다. 현재 다양한 효소제품이 개발되어 만성 염증, 부상 및 상처, 노화, 바이러스 감염, 암 등의 치료와 통증 감소에 큰 역할을 하고 있습니다.

막스 울프와 칼 란스버거의 뒤를 이어 오스트리아를 중심으로 효소치료의 핵심 과학자들이 관련 연구를 계속해 오고 있습니다. 하나

하나 살펴보겠습니다.

(3) 칼 슈테펜

칼 슈테펜(Carl Steffen)은 오스트리아 비엔나 대학의 면역학연구소 소장으로 1970년에서 1989년까지 20년간 동물을 이용하여 관절염의 치료를 위한 효소치료를 연구했습니다. 가장 중요한 결과로는 1980년에 효소복합물이 면역복합체를 감소시킨다는 것이었습니다. 혈액 속에 존재하는 면역복합체는 다발성관절염(polyarthritis)이나 고혈압의 여러 가지 부작용을 일으키는 물질입니다. 즉, 이 물질을 감소시켜 몸을 더욱 건강하게 할 수 있다는 사실을 동물실험을 통해 증명한 셈이지요.

(4) 하인리히 볼바

1967년에서 1999년까지 30년 이상 비엔나 대학의 암연구소 소장이었던 하인리히 볼바(Heinrich Wrba) 박사는, 효소를 이용한 치료에 많은 의구심을 가지고 있었으며, 크게 신뢰하지 못했습니다. 그러던 중 란스버거 박사로부터 받은 효소정(enzyme tablet)을 다리가 부은 여자 환자에게 우연히 주게 되었습니다. 3개월 뒤에 그 환자를 다시 만난 볼바 박사는 효소정의 효과에 대해 듣게 되었습니다. 그리고 검사를 통해 다리의 부종과 혈액 내의 문제점이 모두 사라진 것을 확인했습니다. 이 사건을 계기로 볼바 박사는 효소치료의 가능성에 대해 관심을 갖게 되었습니다.

그 후 볼바 박사는 효소복합물을 유방암 수술을 한 환자에게 처방하였는데, 그 효과는 무척 고무적이었습니다. 그는 말기 암환자의 삶의 질을 높이는 데 효소가 큰 효과를 보인다는 것을 확신하게 되었고 그 후 폐암 환자의 치료에도 효소복합물을 처방하여 사용했습니다. 그는 효소복합물이 암세포의 성장과 전이를 억제할 수 있는지에 대해 연구를 계속했습니다. 그 결과 현재 유럽에서 암세포의 전이를 억제하는 데 효소치료가 널리 사용되고 있습니다.

(5) 오토 폰 리키탄스키

비엔나에서 유명한 부인과 전문의인 오토 폰 리키탄스키(Otto von Rikitansky) 박사는 유방암 수술 후의 환자에게 효소를 처방하여 암의 전이를 억제하는 결과를 확인했습니다. 이 결과를 확인한 1975년 이후, 유럽에서는 유방암 환자의 암치료 보조요법으로 효소치료가 널리 사용되고 있습니다.

(6) 아드리아나 사칼로바

슬로바키아의 브라티스라바 대학의 혈액·수혈의학연구소 소장인 아드리아나 사칼로바(Adreana Sakalova) 박사는 1989년부터 다발성골수종(multiple myeloma) 환자의 치료에 기존의 항암제 투여와 병행하여 효소복합물을 처방했습니다. 다발성골수종 환자는 흔히 합병증으로 감염이 일어나는데, 효소의 투여가 이러한 감염을 예방하여 항암제의 치료 효과를 높였습니다. 이러한 효소치료는 감염의 감소뿐만 아니라 암환자의 항암치료 및 수술 후 생존율을 획기적으로 높이는 데에도 크게 기여하는 것으로 알려졌습니다. 이 연구결과는 2001년에 논문으로 보고되었습니다.

(7) 루시아 데서

생물학자인 루시아 데서(Lucia Desser) 박사는 비엔나의 암연구소에서 1989년부터 효소가 암의 발생과 전이에 미치는 영향에 대해 연구했습니다. 특히 암과 관련된 성장인자(growth factor)와 사이토카인(cytokine)에 대해 관심이 많았습니다. '효소가 왜 암, 류머티즘 관절염과 바이러스 감염에 효과적인가? 효과가 있다면 효소는 어떤 방법으로 이들 병을 억제하는 것일까?'라는 질문을 계속했습니다.

체코 프라하의 에바 자바도바(Eva Zavadova) 박사와 공동으로, 효소가 사이토카인의 증대와 면역기능의 향상에 미치는 영향을 실험실 연구, 동물실험, 그리고 실제 환자를 대상으로 하는 임상실험을 통해 관찰했습니다. 여러 연구를 통해 효소치료가 다양한 질환의 치료에 실질적인 효과가 있다는 것이 과학적으로 증명되었습니다.

3. 효소치료와 질환

효소를 이용해 증상이 완화될 수 있는 질병군은 무척 다양합니다. 필자가 효소제품에 대해 직접 연구하고 만드는 동안, 그리고 국내 여러 기업의 효소제품을 자문하면서 효소를 섭취하고 증상이 개선된 증세를 정리하면 다음과 같습니다.

고혈압군, 당뇨군, 염증성 질환군, 뇌질환 및 신경질환, 변비나 역류성 식도염 등의 소화기관 질환, 알레르기 및 피부질환, 심장질환, 신장질환, 비만, 코골이, 요통, 안구건조증 등의 안구질환, 우울증, 갑상선, 디스크, 붓는 증상, 감기, 기침, 혈액순환, 어지러움, 불면증, 오십견, 손발 저림, 관절염, 천식, 잇몸질환, 안면홍조, 무좀, 여성 질환(냉) 등과 같은 질환들이 많이 개선되었습니다.

그렇다면 효소를 섭취하고 왜 이런 증상이 완화되었을까요? 몇 가지 질병을 중심으로 좀 더 자세히 설명해 보겠습니다.

1) 효소와 면역

우리는 평생 외부 환경에 노출된 채 살아갑니다. 외부 환경에는 우리 몸에 해로운 물질들이 많이 존재합니다. 바이러스, 박테리아, 곰팡이, 효모 등이 침입하면 우리는 적절한 방어 시스템을 동원하여 몸을 지켜야 합니다. 자신의 몸은 스스로 지켜야 합니다. 내가 걸린 병을 누가 대신하여 앓아 줄 수 없으니까요.

그럼, 면역현상 혹은 면역력이 무엇인지, 그 종류에는 어떤 것이 있는지, 그리고 이 면역현상은 어떻게 일어나고 그 현상이 효소와 어떤 관련이 있는지를 알아보고자 합니다.

(1) 우리 몸의 방어선

우리 몸의 일차적인 방어선은 우리 몸을 둘러싸고 있는 피부입니다. 아름다운 외모를 우선시하는 세태 때문에 피부의 기능에 대해서는 관심이 덜한 게 사실이지만, 피부의 기능은 우리 몸을 일차적으로 방어하는 데 있습니다. 특히, 호흡기나 소화기관을 이루고 있는 조직의 외벽은 점막구조로 이루어져 있고, 다시 이 점막세포들은 점액질로 덮여 있어서 외부와의 접촉에 따르는 이물질의 침입을 효과적으로 막아 냅니다. 콧물이 흐르거나 목에 가래가 끼어서, 아니면 눈물이 흘러서 불편한 적이 있으시지요? 하지만 이러한 콧물이나 가래, 침, 눈물이야말로 우리를 지켜 주는 일등 공신입니다.

피부에 상처가 나거나 그 밖에 다른 경로로 몸에 침입한 외부 물질에 대해서는 우리 몸이 여러 가지 방법으로 방어하게 되는데, 비교적 초기 단계에 일어나는 방어의 형태가 염증반응(inflammation)입니다. 예를 들어, 더러운 바늘에 손을 찔려서 피가 난다고 가정해 봅시다. 바늘 끝에 묻어 있던 세균이 우리 몸에 침입할 겁니다. 이때 찔린

상처 부위의 파괴된 세포에서 몇 가지 신호물질[히스타민(histamine), 키닌(kinin), 프로스타글란딘(prostaglandin)]이 나오게 됩니다. 이 물질들은 크기가 작아서 혈액을 따라 우리 몸속에 쉽게 퍼집니다. 신호물질은 상처의 모세혈관을 확장시킬 뿐만 아니라 확장된 혈관으로 이동한 식세포(phagocyte)들을 상처 주위로 모이도록 유도합니다. 상처 부위에 모여든 식세포가 침입한 세균을 통째로 집어삼켜 세균을 파괴해 버립니다. 이때 침입균을 집어삼킨 식세포가 다량의 분해효소를 분비하여 세균의 벽을 녹입니다. 즉, 효소의 활성이 높은 분해효소가 있어야 우리 몸을 잘 지킬 수 있다는 것입니다.

많은 식세포들이 이러한 균과의 전쟁에서 죽게 되는데, 그 시체가 바로 고름(pus)입니다. 이제 얼굴이나 몸에 생긴 염증성 고름을 보시면, '우리 몸속의 세포들이 나를 지키다가 순직했구나'라고 생각하셔야 합니다. 상처 주변에서 일어나는 염증반응은 외부의 침입자에 맞서 우리 몸에서 일어나는 자연스러운 반응이며, 다음과 같은 4가지 특징이 나타납니다. 모세혈관 확장에 따른 피부의 붉어짐(redness), 열의 발생(heat), 통증(pain), 세포조직의 부풀어오름(swelling) 등이 그것입니다.

이와 같이 우리 몸에 침입한 외부 물질의 종류에 상관없이 반응하는 일반적인 방어를, 특별하지 않다는 의미에서 '비특이적 방어기작(nonspecific defense mechanism)'이라고 합니다. 라이소자임(lysozyme) 효소에 의한 세균의 세포벽 파괴 등이 그러한 예입니다.

(2) 우리 몸의 특별한 방어, 면역반응

침입한 물질의 종류에 따라 우리 몸은 각기 다른 특별한 방어를 하게 되는데, 이것을 '특이적 방어기작(specific defense mechanism)' 혹은 '면역반응(immune response)'이라고 합니다. 면역반응은 위에서 말씀드린 비특이적 방어기작과는 다른 4가지 특징이 있습니다.

우선 **특이성**(specificity)입니다. 즉, 우리가 B형 간염백신을 접종하면 그 백신은 B형 간염 바이러스에만 작용합니다. 다른 바이러스를 무찌르려면 각기 다른 백신을 접종받아야 합니다.

다음으로 **기억**(memory)능력입니다. 일단 우리 몸에서 어떤 침입자에 대한 면역반응이 일어나면, 면역세포들은 이 침입자를 기억하여 다음에 우리 몸에 들어올 때는 훨씬 더 빠르고 효과적으로 일을 처리합니다. 한번 해 보았던 일은 더욱 신속하게 잘 한다고 보시면 됩니다.

그리고 **다양성**(diversity)입니다. 외부에서 몸속으로 들어오는 물질은 미생물만 있는 것이 아닙니다. 먼지를 비롯해 단백질, 탄수화물, 지방, 인공합성물, 화학물질, 유사호르몬 등 그 종류와 숫자가 무궁무진합니다. 이 모든 물질에 대하여 우리 몸은 각기 다른 면역반응을 유도할 수 있습니다. 이러한 다양성이 없다면 우리는 외부 물질로 인해서 단 하루도 편히 살 수 없을 것입니다.

마지막으로 **자기와 남을 인식하는 능력**(self-nonself recognition)입니다. 우리 몸속의 면역반응에 관계하는 세포들은 원칙적으로 자기 몸속에 원래 있던 물질에 대해서는 면역반응을 보이지 않습니다. 자기 식구는 공격하지 않는다는 것입니다. 이러한 현상을 '면역학적 내성(immune tolerance)'이라고 합니다. 만일 자기 것인데 자기 것인 줄 모르고 함부로 공격한다면 어떻게 될까요? 우리 몸은 건강을 잃게 될 것입니다. 이렇게 자기 자신을 공격하는 잘못된 면역반응을 '자가면역(self immune)'이라고 합니다. 요즘 유행하는 아토피 피부염 등이 대표적인 자가면역질환입니다. 우리 몸이 정상적으로 작동해야만 이러한 자가면역에 의한 피해를 막을 수 있습니다.

조금 어려운 이야기를 해 보겠습니다. 우리 인간을 비롯한 포유동물의 면역반응은 매개 물질이 무엇인가에 따라서 체액성 면역반응(humoral immune response)과 세포성 면역반응(cellular immune response)으로 구분할 수 있습니다. 체액성 면역반응은 주로 항체(antibody)에 의해 진행되는 반응을, 세포성 면역반응은 면역세포(T세포, B세포 등)가 외부 물질을 인식하여 직접 관여하는 반응을 가리킵니다.

그리고 면역반응은 우리가 태어날 때 가지고 태어났는지 나중에 항원 때문에 생겼는지에 따라서 선천성 면역(natural immunity)과 후천성 면역(acquired immunity)으로 구분하기도 합니다. 옛날에는 백신이 없어서 선천성 면역만으로 질병을 이겨야 했기 때문에 마을에 돌림병이 돌면 그 마을의 모든 아이들이 죽는 일이 흔했습니다. 지금은 백신이 개발되어 후천성 면역이 아이들의 생명을 지켜 주고 있습니다.

1980년대부터 불치의 병으로 알려진 에이즈(AIDS, acquired

immune deficiency syndrome)는 HIV(human immunodeficiency virus)에 의해서 이 후천성 면역기능이 사라져버리는 병입니다. 그러니까 에이즈에 감염되면 여러 가지 합병증이 계속 생겨서 죽게 되는 것입니다. 이제는 이 에이즈도 치료제가 개발되어 많은 사람들이 죽음의 공포에서 해방되었습니다.

정리해 보면, 면역력이란 특별한 환경물질에 대항하여 우리 몸을 지키는 힘입니다. 외부에서 세균과 먼지가 들어오면 우리는 면역력이라는 무기를 가지고 스스로를 지켜야 합니다. 면역력이 높은 사람은 주변의 여러 가지 물질에 대한 다양한 방어무기를 가지고 있는 사람입니다. 그래서 늘 다양한 환경 속에서 건강하게 지낼 수 있는 것이지요.

(3) 바이러스와 효소

바이러스는 지구상 모든 곳에 존재하며 그 종류와 숫자도 무수히 많습니다. 물론 모든 종류의 바이러스가 질병을 일으키는 것은 아니지만, 여전히 많은 질병이 다양한 바이러스에 의해서 발병하고 있습니다. 바이러스에 의한 질병에는 최근 발생한 COVID-19를 비롯하여 감기(cold), 광견병(rabies), 독감(influenza), 소아마비(polio), 홍역(measles), 수두(chicken pox), 간염(hepatitis), 에이즈(HIV) 등이 있습니다.

바이러스는 유전 정보를 가진 유전 물질인 DNA 혹은 RNA가 단백질 껍질에 쌓여 있는 모양을 하고 있습니다. 속이 팥으로 가득 찬 동그란 도넛을 생각하시면 됩니다. 바이러스는 스스로 증식하지 못하며, 숙주(host)라고 불리는 다른 생명체 내에 들어가 숙주세포의 기관을 이용하여 스스로를 유지하고 증식합니다. 바이러스의 단백질 외피 혹은 껍데기는, 숙주세포와의 결합과 숙주세포로의 침투와 증식 등 일련의 과정에서 무척 중요한 역할을 합니다. 이러한 단백질 외피는 우리 몸의 항체와 결합하여 '항원-항체 면역복합체(immune complex)'를 형성하게 되고 혈액 속을 떠다니다가 조직세포 내에 흡착되어 염증을 유발할 수 있습니다. 이때 우리 몸속의 효소는 바이러스를 감싸고 있는 단백질 외피를 분해시켜 바이러스를 직접적으로 파괴하기도 하고, 면역복합체를 분해하여 몸속의 면역체계에 의해 바이러스가 제거될 수 있게도 합니다. 또한 간접적으로는 다른 경로를 이용하여 면역체계를 활성화시켜 바이러스나 그로 인한 질병으로부터 우리 몸을 보호하는 기능을 할 수 있도록 도와주기도 합니다.

바이러스성 질병의 치료에 효소를 이용한 경우를 살펴보면, 독감에 걸린 환자에게 프로테아제를 처방하여 치유한 사례가 많으며 헤르페스 바이러스(herpes virus)로 인한 대상포진에 효소복합제와 프로테아제를 병행처리하여 그 치유효과를 볼 수 있었습니다. 그 외에도 사마귀, 폐렴, 감기 등에 효소를 복용할 경우 증상이 완화되거나 완전히 치유되는 효과가 나타났습니다.

(4) 효소와 면역력

우리 몸속에는 대사효소가 많이 존재합니다. 이 효소들은 생물체 내에서 생산되는 효소로서, 필요에 따라 신체에서 생산되며 면역활동등의 중요한 역할을 합니다. 즉, 면역력의 중요한 부분은 효소가 담당한다고 볼 수 있지요. 대사효소, 소화효소, 식품효소의 관계에 대해서는 1장에서 자세히 소개했으니, 참고해 주십시오.

재미있게도 면역과 관련 있는 것 중의 하나가 우울증입니다. 봄철에는 우울증이 증가하고 자살도 늘어난다고 합니다. 우울증에는 다양한 원인이 있겠지만 '우울한 감정'이 가장 큰 요인으로 꼽힙니다. 이런 우울한 감정을 떨쳐 내기 위해서는 하루 30분 이상 걷기 등 유산소운동을 하는 것이 좋다는 연구결과가 있습니다. 미국 로체스터 대학교에서 1,000명 이상의 사람들을 대상으로 진행한 우울증 연구결과를 보면, 좀 더 활발한 사람일수록 우울증 증상의 정도가 더 낮았습니다. 더 밝게 생활하고 유산소운동을 즐기면 우울증이 줄어드는 이유가 무엇일까요? 정확하지는 않지만, 1가지 확실한 것은 우울증이 체내 염증수치를 높인다는 것입니다. 걷기와 같은 유산소운동을 하면 몸속 염증이 줄어들어 이에 따라 우울증 증상도 줄어든다는 이론이 설득력을 얻고 있다고 합니다. 그렇다면 좋은 품질의 단백질분해효소를 잘 섭취해 몸속 염증수치를 낮추면 우울증도 치유될 수 있지 않을까요? 우울증과 불면증 등 기존의 요법으로 치료하기 힘든 질환도 효소치료를 통해 속히 치유할 수 있는 날이 오기를 기대해 봅니다.

2) 효소와 노화

(1) 장수의 원인

지난 1999년 222명의 100세인이 살고 있다는 조사결과가 발표된 이후 뜨기 시작한 신흥 장수촌이 있습니다. 지중해에서 두 번째로 큰 섬인 이탈리아 사르디니아가 바로 그곳입니다. 이곳에는 기네스북이 2001년 세계 최고령자로 명시한 안토니오 토데를 비롯하여 많은 노인들이 건강하게 살고 있습니다. 이곳 사사리(Sassari) 대학의 역학조사에 따르면, "신선한 공기, 시골 생활, 지하수, 우유, 가족이나 친척들에게 보이는 지속적인 관심과 보살핌, 모든 일에 절제하는 태도 등이 장수 비결"이라고 분석하고 있습니다. 특히 스트레스를 덜 받는 시골 생활과 이곳 거주민들의 낙천적인 성격이 장수 비결로 꼽히고 있습니다. 서구인은 인구 100만 명당 100세 이상의 인구가 75명을 차지하는 데 비해, 사르디니아인은 인구 100만 명당 100세 이상이 136명을 기록하여 서구 평균의 2배 이상에 달합니다.

21세기 인류가 직면한 가장 큰 변화 중의 하나는 '고령화'입니다. 국가 차원에서도 이에 대한 대비를 늦출 수 없겠지만, 개인적인 차원에서도 고령화에 대한 준비를 충분히 해야 합니다. 지난 30년간 평균 수명은 20세가 넘게 증가했으며 고령 인구비율도 2배나 늘었습니다. 이러한 추세는 당분간 유지될 것입니다. 사람이라면 누구나 궁금한 질문이, "나는 과연 몇 살까지 건강하게 잘 살 수 있을까?"가 아닐까요?

세계적으로 전통적인 3대 장수촌은 파키스탄의 훈자(Hunza), 남미 에콰도르의 빌카밤바(Vilcabamba), 러시아 남부의 코카서스(Caucasus) 지방이라고 알려져 있습니다. 이들 장수자들의 공통점을 몇 가지로 정리할 수는 없지만, 특징적인 내용을 요약하면 다음과 같습니다.

장수자들은 일반적인 권장량보다 조금 적은 2,000칼로리 전후를 섭취하고, 식사시간도 매우 규칙적입니다. 즉, 건강과 젊음을 유지하기 위한 첫 번째 답은 '음식에 대한 절제'이지요. 부지런히 몸을 움직이기 때문에 비만한 사람이 적고 체형이 홀쭉한 편입니다. 음식 재료는 대부분 자가(自家) 생산된 것이고 냉장고 등에 오래 보관하지 않으며 영양소의 손실을 최소화하여 조리합니다. 여기에 효소와 비타민, 미네랄의 낭비를 최소화하는 측면이 있습니다.

또한 치즈 등 유제품과 발효식품을 자주 섭취합니다. 노인이 되면 부족한 장내 유용균을 증가시켜 장의 기능을 정상으로 조절해야 합니다. 색이 다양하고, 마늘과 같이 향기가 있는 채소를 즐겨 먹으며 향신료를 빠뜨리지 않습니다. 덧붙여 맑은 물이 신진대사와 소화를 촉진하고 젊음을 유지하게 합니다. 미네랄워터는 양질의 물뿐만 아니라 미량의 원소들이 위장에 활기를 주고 소화기능을 도우며 노폐물의 배출을 촉진합니다. 장수에서 가장 중요한 것 중의 하나가 식생활인 것은 주지의 사실입니다.

❖ 사르디니아인에게 배우는 장수 비결

· 낙천적인 사고를 하고 매사를 즐겁게 생각합니다.

· 포도주 같은 항산화식품을 즐겨 먹습니다.

· 가족, 친척, 친구들과 긴밀한 유대관계를 유지합니다.

· 남성도 오래 살 수 있다는 자신감을 갖습니다(실제로 그렇습니다!).

· 채식뿐 아니라 육식도 골고루 먹습니다(그러나 소식합니다).

· 농부의 마음가짐을 가집니다(어떤 마음일까요?).

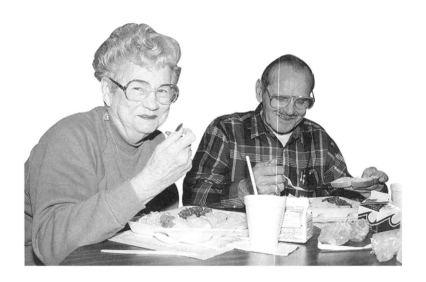

식생활과 직접 관계가 있는 노화의 징조는 신진대사의 변화, 심장 혈관 계통의 흐트러짐, 소화기관 활동의 변조(變調) 등입니다. 장수하기 위해서 피해야 할 전조 질환이 몇 가지 있습니다. 비만, 심혈관계 이상, 당뇨, 고혈압 등이 대표적인 전조 질환으로서 생활습관병이라고 할 수 있습니다. 이러한 생활습관병은 결국 균형 잡힌 생활을 통해 극복해야 하는데, 이때 효소를 이용한 치료가 큰 도움을 줄 수 있습니다. 대표적인 생활습관 질환으로서 우선 비만은 심장 부담을 크게 해서 노화를 촉진하며 전염병에 대한 저항력을 떨어뜨립니다.

한편 인체 내 무기질 대사가 파괴되면 관절이 약해지고 동작이 느릿느릿해진다고 알려져 있습니다. 그리고 심장혈관 계통의 작용이 무너지면 동맥경화 등으로 심장부에 이상한 중압감이 생기게 됩니다. 특히 식생활의 서구화로 인해 심혈관질환과 관련된 연구가 많이 진행되고 있지요. 이러한 심혈관질환을 예방하고 치유하는 데 효소가 도움이 됩니다.

(2) 노화

우리는 모두 건강하게 오래 살기를 원합니다. 그러나 시간이 지나면 누구나 늙고 병들게 됩니다. 인간은 2가지 상반된 바람과 현실 사이에서 고민하며 살게 됩니다. 그래서 늙는다는 것, 즉 노화에 대하여 이야기하고 연구하는 것입니다.

① 노화의 정의

자, 본격적인 노화(늙음, aging)에 대해 이야기해 볼까요? 노화에 대해 잘 알고 있다고 생각하지만, 사실 과학자들도 서로 다르게 말하고 있기 때문에 한마디로 정의하기가 무척 어렵습니다. 넓은 의미에서의 노화는 아기가 수태된 순간부터 사망에 이르는 모든 변화를 이야기합니다. 한편 협의의 노화는 성숙한 다음부터를 지칭하며, 시간이 갈수록 건강이 점점 나빠져 사망확률이 높아지는 과정을 말합니다. 즉, 넓은 의미에서는 어린이도 늙어 가고 있는 과정에 있다고 볼 수 있는 것이지만, 좁은 의미에서는 20~30세 이후부터 늙고 있다고 보는 것입니다.

여기서는 좁은 의미의 노화(senescence)를 의미합니다. 노화는 기본적으로 생리적 기능의 감소와 질병에 대한 감수성 증가 등 환경적 스트레스에 대한 적응능력 감소 현상이 동반됩니다. 노화에 관여하는 인자는 유전, 생활습관, 환경이라고 말할 수 있습니다. 이때 많이 언급되는 것이 수명입니다. 수명은 탄생에서 사망까지의 기간을 말하는 것으로 최적의 생활조건에서 인간의 평균 수명은 85세 정도로 예측하고 있습니다. 비교적 건강하게 살 수 있는 나이의 평균은 80세 전후라는 것이지요.

한편 현재까지 확인된 인간의 최대 수명은 2012년 2월 2일 127번째 생일을 맞은 쿠바의 '후아나 바우티스타 델 라 칸델라리아 로드리게스(Juana Bautista de la Candelaria Rodriguez)' 할머니라고 알려져 있습니다.

치유하는 효소

노화를 공부하는 분들은 노화를 정상노화와 일반노화, 그리고 성공노화로 구분하기도 합니다. **정상노화(혹은 일차노화)**는 시간에 따른 보편적 변화를 말하는데, 여기에는 질병 및 환경적 영향은 포함되지 않습니다. 예를 들면 어린이의 성장과정이나 여자의 자연폐경, 질병을 앓지 않는 노인의 신진대사기능 저하 등과 같이 시간이 지남에 따라 자연스럽게 나타나는 변화를 가리킵니다. **일반노화(이차노화 혹은 병적노화)**는 정상노화 과정에 노화와 관련된 질환이 동반되는 경우를 말합니다. 예를 들면 비만 노인에게 있는 관상동맥질환과 같은 모든 노인에게서 발견되지 않는 것으로서, 환경과 질병의 영향을 포함하는 것입니다.

마지막으로 **성공노화(successful aging)**는 일반노화와 반대되는 용어로서, 노인에게 신체 및 인지 기능이 정상이고 장애 및 질환이 없는 상태를 말하는데, 최근에서는 여기에 활발한 사회활동까지 추가해서 말하기도 합니다. 언뜻 보면 알 것 같은 노화의 의미도 조금만 깊이 들어가면 다소 어렵지요? 하여튼 우리가 원하는 것은 성공노화라고 할 수 있습니다. 몸도 건강하고 마음도 건강하고 게다가 활발한 바깥 활동까지 한다면 금상첨화인 셈이지요.

② 노화와 관련된 인자

이제 노화와 관련된 인자를 하나씩 살펴보겠습니다. 앞에서 노화와 관련된 인자가 유전, 생활습관, 환경이라고 말씀드린 것 기억하시지요?

유전

먼저, 첫 번째 인자로서 세포 안에 들어 있는 유전물질, 즉 DNA가 노화에 중요한 역할을 합니다. 우리 몸은 세포로 이루어져 있습니다. 얼굴은 피부세포로, 간은 간세포로, 뇌는 뇌세포로 이루어져 있습니다. 그런데 우리 몸을 이루고 있는 이 세포가 점점 죽는다는 게 문제입니다. 나이가 들면 세포 수가 점점 감소하여 몸의 여러 가지 기능에 이상이 생깁니다.

세포가 죽는 현상을 몇 가지로 나눌 수 있는데 최근 관심이 집중되는 것이 '아폽토시스(apoptosis, 유전자에 의해 제어되는 세포의 능동적인 사망)', 즉 프로그램 세포사(Programmed Cell Death, PCD)라는 것입니다. 즉, 세포가 죽는 것이 일종의 계획하에 이루어지고 있다는 것을 말합니다. 조금은 무섭게 들릴 수도 있지만 우리가 몇 살까지 살 수 있는지는 세포 안에 이미 기록되어 있습니다. 그런데 우리는 이 기록을 볼 수 없습니다. 다만 아버지와 어머니의 모습을 통해 어렴풋이 짐작할 수 있을 뿐이지요. 아버지와 어머니가 모두 장수하셨으니 나도 장수할 것 같다는 정도의 짐작 말입니다.

사실 이 아폽토시스는 몸이 스스로 불필요한 세포들을 죽여 깨끗하게 청소하는 과정이며, 이 과정이 잘 진행되지 않을 경우에 종양이 생기게 됩니다. 만일 우리가 노력해서 이 정보를 바꿀 수 있다면 인간의 수명은 바뀔 수 있을 겁니다. 유전적 요인과 효소는 밀접하게 관련돼 있습니다. 물론 인간을 대상으로 생명 연장 실험을 할 수는 없는 노릇이라 동물실험의 결과만을 말씀드리겠지만, 세포와 유전물질 그리고 효소라는 측면에서 어느 정도의 통찰을 얻을 수 있습니다.

하등동물을 이용한 실험에서는 유전물질 혹은 유전자를 선택적으로 조작하여 수명이 연장되는 것을 발견했습니다. 즉, 생명체의 최대 수명은 고정된 것이 아니고 더 연장됨을 발견한 것입니다. 나이 든 초파리를 교배했더니 최대 수명이 2배 연장되기도 하였고, 선충이라는 동물의 수퍼옥사이드디스뮤타아제(SOD)와 카탈라아제(catalase)라는 효소유전자를 돌연변이하여 수명을 2배 연장시켰습니다. 이 두 효소는 우리 몸속에 존재하는 항산화효소인데, 항산화와 노화가 직접적인 관련이 있다는 증거라고 할 수 있지요. 항산화효소는 토마토, 수박 등의 색깔 과일에 많이 들어 있으니 식사 후에 섭취하면 많은 도움이 됩니다. 유전자와 노화의 연관관계 연구는 너무 많아(그리고 매일 새로운 연구결과가 나오기도 해서) 일일이 열거하기도 힘들 지경입니다.

생활습관

다음으로 생활습관과 환경적 요인과 관련된 내용을 살펴볼까요? 지난 2006년 연합뉴스에 '장수를 원하는 남성들에게 중요한 9가지 요인'이라는 기사가 실렸습니다. 미국 호놀룰루 소재 태평양건강연구소 연구팀은 하와이 거주 일본계 미국인 약 6,000명에 대한 40년간에 걸친 연구에서 80세 이상 건강하게 장수하기를 바라는 중년 남성들에게는 9가지 요소가 중요한 것으로 나타났다고 밝혔습니다. 구체적으로 이 9가지 요소는 낮은 혈압, 낮은 혈당, 낮은 악성 콜레스테롤 수치, 강한 악력(握力), 높은 교육 수준, 과음하지 않기, 금연, 결혼, 과

체중 피하기 등이었습니다. 이 중에서 검사를 통해 측정되는 악력은 상체의 힘을 나타내는 척도입니다. 이번 연구에 포함된 남성들은 연구 시작 당시인 1965년 평균 54세였는데, 이 9가지 기준들을 모두 만족시킨 남성들이 80세까지 산 확률은 80퍼센트였고 질병 없이 늙을 가능성도 훨씬 더 높았다고 연구팀은 밝혔습니다. 이 9가지 요인 중 대부분이 우리의 생활습관과 관련된 것입니다. 5,820명의 당초 참가자들 중 2,451명(42퍼센트)은 85세까지 생존했고, 655명(11퍼센트)은 심장질환, 암, 당뇨병 같은 심각한 건강 문제들을 겪지 않고 85세에 도달했다고 합니다. 식습관과 운동, 그리고 건전한 사회생활을 통해 우리도 85세까지 건강하게 살 수 있다고 믿습니다.

하지만 지금까지 알려진 가장 확실한 노화 지연에 관한 연구결과는 식이 칼로리 제한 실험결과입니다. 생활습관 가운데 식습관이 얼마나 중요한지 살펴볼까요? 일반적인 식사보다 30~50퍼센트 칼로리를 제한한 경우에 쥐, 원숭이를 비롯한 여러 동물에서 수명을 연장시킨 결과가 보고되었습니다. 식이 제한 동물에서 연령별 사망률 저하와 당뇨, 심장병, 뇌의 퇴행성 질환, 암 등 노화와 관련된 질환이 늦게 출현하며 또 적게 발생한다는 것은 이제 과학적 사실입니다.

적게 먹는 게 좋은 건 아는데 실천이 어려우시다구요? 그렇다면 식사량을 줄이면서도 에너지를 충분히 얻을 수 있는 방법은 무엇일까요? 그 해답은 효소에 있습니다. 적은 음식을 완전히 분해하고 소화 흡수시킬 수만 있다면 적게 먹고도 생활에 필요한 에너지를 얻을 수 있습니다. 여기에 효소와 장수의 연관관계가 있는 것입니다.

그다음으로 중요한 것이 에너지의 소모입니다. 섭취한 에너지를 어떻게 소비하느냐가 무척 중요합니다. 매일 꾸준하게 육체적으로 활동해 에너지를 적절하게 소비할 경우, 노인들의 수명이 연장되는 효과를 거둘 수 있다는 연구결과를 미국과 네덜란드의 과학자들이 공동으로 발표하였습니다(Science Times, 2006. 8. 1).

달리기와 건강의 관계에 대한 연구보고는 많았지만, 이 연구와 같이 일상적인 신체활동과 생명과의 관계를 규명한 경우는 드문 사례라고 할 수 있습니다. 연령이 70~82세인 302명의 노인을 대상으로 6년에 걸쳐 추적조사한 결과, 별도의 운동을 하지 않더라도 보통의 일상적인 신체활동만으로 수명이 연장되는 효과를 거둘 수 있는 것으로 확인되었습니다. 연구진은 일상의 활동 정도를 가늠하기 위해 흥미로운 측정방법을 시도했습니다. 대상자들에게 인체에 무해한 산소와 수소의 동위원소가 함유된 물을 섭취하게 한 다음 이것이 체외로 배출되는 정도를 측정하였는데, 산소 동위원소는 물에 함유된 상태로 배출되고 수소 동위원소의 양은 물과 이산화탄소의 양을 측정해 배출 정도를 측정할 수 있었습니다. 제거되는 양은 사람이 소비한 에너지의 양에 비례하기 때문에 이 같은 실험을 통해 에너지 소비 정도를 정확하게 판정할 수 있었습니다.

결과적으로, 신체적 활동이 활발한 상위 30퍼센트의 노인들의 경우 하위 30퍼센트의 노인들에 비해 사망할 위험이 69퍼센트 정도 더 낮은 경향을 확인할 수 있었습니다. 이번 연구결과에서 주목할 점은 어떤 유형의 활동을 했는지가 아니라 얼마만큼의 에너지가 소비됐는

가가 장수에 더 중요한 인자로 작용한다는 것입니다. 즉, 달리기나 정원 가꾸기, 집안일을 했는지 여부에 관계없이 중요한 점은 에너지소비량이라는 것이 연구진의 결론이지요.

환경

좋은 공기, 물, 스트레스 없는 환경, 마음을 나눌 수 있는 친구들이 존재하는 환경은 우리를 더욱 건강하게 만들어 주는 더없이 중요한 요인입니다. 그러나 이러한 환경은 유전적 요인과 마찬가지로 우리가 임의로 만들 수 없어서 우리의 주도적인 의지로써 쉽게 개선되기 어렵습니다. 따라서 가능한 현재 환경에서 가장 좋은 생활습관을 유지하는 방향으로 습관을 바꾸어야 합니다.

(3) 효소 복용을 통한 노화의 지연

앞에서 노화의 과정에 대해 살펴보았습니다. 노화와 효소를 연관하여 말씀드리면, 우리 몸속의 효소는 나이가 들어감에 따라서 그 양(정확히 말하면 활성)이 감소합니다. 왜 우리 몸속의 효소는 나이가 들면서 감소할까요?

구글(Google) 검색창에 '나이에 따른 효소의 감소'라는 의미의 영어인 'enzyme amount with age'라고 치면 관련 정보가 무려 130만 (2021년 1월 현재 1억 1,200만) 건이나 검색됩니다. 이 정보들 가운데 과학적으로 실험하여 그 결과를 정리한 논문들도 있는데, 대부분 효소의 활성이 나이가 듦에 따라 감소하여 불활성화된 효소가 많아진 다는 내용입니다. 효소는 살아 있는 단백질이기 때문에 효소의 활성 이 없어져서 효소가 죽어도 단백질 자체는 남아 있습니다. 따라서 효 소의 양을 측정할 때 단백질을 측정하면 안 되고 구체적인 활성을 측 정해야 합니다(효소활성에 대해서는 다음의 '효소와 소화'에서 구체적 으로 다루겠습니다).

몇 가지 논문 내용을 요약하여 설명을 드리면 다음과 같습니다.

우선 1973년 미국 PNAS(Proceedings of the National Academy of Sciences of the United States of America 1973. 70(3): 909-913)라는 학술지에 실린 'Inactive enzyme molecules in aging mice: liver aldolase'라는 논문을 보면, 동물모델을 사용하여 나이에 들면서 간에 존재하는 활성효소의 양이 줄어들고 불활성효소의 양이 늘어나서 결 국 죽음에 이르게 된다는 내용이 나와 있습니다. 다음으로 1981년 'Experimental Eye Research'라는 학술지에 실린 논문(1981. 33(6): 651-661)을 보면, 역시 동물모델을 사용하여 나이가 먹을수록 눈에 존재하는 항산화효소와 산화효소의 활성이 감소한다고 합니다.

1991년 역시 PNAS(1991. 88: 3633-3636)에 실린 연구논문에 따르 면, 나이가 들면서 뇌 속에 존재하는 단백질의 산화가 증가되고 효소 활성이 감소되어 결국 기억력의 감퇴로 이어진다고 합니다.

2002년도 사이언스(Science of Aging Knowledge Environment 2002. 2002(37): cp-16)지에서도 모든 생명체가 나이가 들면 활성화 효소의 양이 줄어들고 불활성화효소의 양이 늘어난다는 놀라운 보고

❖ "산소는 산소인데… 몸에 나쁜 산소는?"

암, 동맥경화 등 질환 원인… 항산화 성분 함유 음식 고루 섭취해야

'산소'라는 단어는 '생명'이라는 단어와 아주 밀접한 관계를 가진다. 하지만 산소라는 단어 앞에 '활성'이라는 말을 붙이면 생명과는 거리가 먼 유해한 물질이다. 활성산소는 우리가 호흡하는 산소와는 달리 불안정한 상태에 있는 과잉 생산된 산소로서 반응성이 높다. 반응성이 높다는 것은 마치 화가 머리끝까지 나서 씩씩거리는 황소와 같다. 그 황소의 눈에 띄는 물체는 무엇이든지 머리로 받아버린다. 이처럼 활성산소는 주변에 존재하는 물질과 반응하여 산화반응을 일으킨다. 걸레는 산화되면 깨끗해지지만 우리 세포는 산화되면 죽거나 노화의 과정을 겪게 된다. 이와 같은 활성산소는 환경오염과 화학물질, 자외선, 혈액순환, 스트레스 등으로 인해 생기며, 사람 몸속에서 산성작용을 일으켜 문제시되고 있다.

활성산소는 어떻게 만들어질까?

대기오염 물질인 질소산화물은 헤모글로빈을 자동 산화시키고 디젤 배기가스는 직간접적으로 활성산소를 생성시켜 호흡기질환을 초래한다. 또한 태양광선의 자외선 및 초음파 등도 활성산소를 야기하여 암이나 염증을 유발한다. 수돗물 처리과정에서 사용하는 염소나 오존 처리, 자외선 조사(照射), 크롬, 철, 코발트 등의 중금속도 활성산소를 생성하며 중금속 중독, 발암, 알레르기 등을 유발하기도 한다.

또한 공업이나 건축업에 유용한 석면도 활성산소를 생성해 폐암을 유발한다. 베트남전에 사용되어 잘 알려진 고엽제는 물론 다이옥신, 공업용 탈지제, 세정세인 클로르에탄, 마취제인 할로탄, 위궤양 치료제인 시메티딘 등의 약제도 활성산소를 생성해 인체에 독이 된다고 알려져 있다.

활성산소 어떻게 나쁜가?

활성산소는 사람의 몸속에서 산화작용을 한다. 이는 세포막, DNA, 그 밖의 모든 세포 구조를 손상시키고 손상의 범위에 따라 세포의 기능이 변질되거나 잃게 한다. 또 몸속의 여러 아미노산을 산화시켜 단백질 기능 저하를 야기하며, 핵산을 손상시켜 핵산 염기의 변형과 유리, 결합의 절단, 당의 산화분해 등으로 돌연변이나 암을 유발하기도 한다. 그뿐만 아니라 생리적 기능의 저하를 가져와 각종 질병과 노화의 원인이 된다. 구체적으로 암, 동맥경화증, 당뇨병, 뇌졸중, 류머티즘 관절염, 위염, 위궤양, 심근경색, 간염, 신장염, 아토피, 파킨슨병, 자외선과 방사선에 의한 질병 등을 일으킨다.

활성산소는 몸에 절대적으로 나쁜가?

활성산소가 인체에 해가 되는 것만은 아니다. 활성산소는 우리 몸에 없어서는 안 될 중요한 생체방어기능을 한다. 병원체나 이물질을 제거하기 위한 생체방어과정에서 산소(O_2), 과산화수소(H_2O_2) 같은 활성산소의 강한 살균작용을 통해 인체를 보호하는 것이 그것이다.

면역기능을 하는 임파구가 세균 및 바이러스 등과 싸울 때까지는 시간이 걸리는데, 그 빈 시간을 돕는 호중구(好中球, neutroph, 주로 골수에서 만들어지는 과립백혈구의 일종)와 마크로파지라는 세포가 있다. 이들이 이용하는 것이 바로 활성산소이다. 호중구는 적을 자신의 세포 속으로 유인해 강력한 활성산소를 퍼부어 죽게 만들며, 마크로파지는 세균 등의 병원체를 통째로 삼켜 활성산소나 분해효소를 이용해 파괴한다.

활성산소 죽이는 음식

인체에는 활성산소를 막는 '수퍼옥사이드디스뮤타아제(SOD)'가 있다. 항산화기능을 하는 SOD 효소는 간, 심장, 위, 췌장, 혈액, 뇌 등 모든 인체 부위에서 활성산소를 억제한다. 그렇기 때문에 이의 생성을 돕는 항산화 성분이 함유된 음식을 섭취하는 것이 좋다.

팥과 견과류, 감자와 계피 등이 항산화 성분을 많이 함유한 것으로 알려져 있다. 물론 식품마다 체내 흡수율과 이용률이 다르기 때문에 무조건 많이 먹는 게 상책은 아니지만 항산화 성분이 있는 식품들을 고루 섭취하면 효과를 볼 수 있다.

미국 농무부가 작성한 항산화기능 권장식품은 콩, 블루베리, 붉은 강낭콩, 크랜베리, 자두, 딸기, 사과, 체리, 감자 등으로 과일과 채소가 대부분이다.

ⓒ 메디컬투데이 이예림 기자(2006년 2월 20일)

를 하고 있습니다.

우리 몸의 소화를 비롯한 모든 대사기능을 주관하는 효소의 활성이, 나이가 들면서 줄어든다는 사실이 무척 걱정스럽습니다. 그러나 효소가 풍부한 과일과 채소, 그리고 발효식품과 양질의 효소식품을 복용함으로써 부족한 효소를 보충할 수 있습니다. 이러한 효소는 적절한 코팅방법을 통하여 위산에서 생존하여 장까지 살아갈 수 있습니다. 장까지 살아간 효소 중의 일부는 장관벽을 통하여 인체 내로 흡수되어 인체의 구석구석으로 이동하게 됩니다. 효소가 우리 몸속에서 일으키는 다양한 활성은 앞에서 언급한 것처럼 다양한 치유효과로 연결되는 것입니다.

3) 효소와 갱년기

(1) 갱년기란?

이제 노화의 과정 중에 '중년의 사춘기'라 불리는 갱년기(更年期, climacteric)에 대해 따로 알고 보고자 합니다. 사전에는 갱년기를 '인체가 성숙기에서 노년기로 접어드는 시기로 대개 마흔 살에서 쉰 살 사이에 여성의 생식기능이 소실하는 징후로 나타나는 월경폐지의 시기'라고 설명합니다. 즉, 성적 성숙기에서 노년기로의 이행기로 내분비기능, 특히 난소의 기능이 쇠퇴하고 차츰 생리불순, 무배란 등에서 폐경에 이르러 성기의 위축, 전신적 노화현상을 수반한다고 볼 수 있습니다. 우리 인생을 몇 기수로 나눈다면 다음과 같지 않을까요?

탄생—소아기—사춘기—청장년기—중년기—갱년기—노년기—사망

   그렇다면 여성의 갱년기는 도대체 몇 살부터일까요? 2019년 통계청의 자료에 따르면 우리나라 여성의 기대수명은 86.3년입니다. 여성의 갱년기가 시작되는 시점을 50세쯤으로 볼 때, 일생의 1/3 이상을 갱년기와 노년기로 보내는 셈입니다. 따라서 갱년기와 갱년기 이후의 삶을 어떻게 보낼 것인가 하는 문제는 노후의 건강관리에 있어 가장 중요한 부분입니다.

   평균적으로 여성은 40대 중반부터 생리주기가 불규칙해지기 시작하여 차츰 월경이 뜸해지다가 폐경으로 진행됩니다. 통상 1년간 생리가 없을 때를 '완전폐경(완경)'이라고 하는데, 이러한 완경을 전후로 10년 정도의 시기를 '갱년기'라고 부릅니다. 간혹 30세 중반에 완경이 되는 경우도 있는데, 이러한 조기폐경은 심장병과 골다공증의 부작용을 수반하므로 무척 위험합니다. 반대로 55세 이후에도 생리가 계속되면 자궁에 혹이 생기는 자궁근종과 같은 질환이 발생할 가능성도 있습니다.

   갱년기가 되면 여성호르몬의 결핍으로 인하여 생리불순을 비롯한 여러 가지 증상이 나타납니다. 얼굴이 화끈거리는 안면홍조, 손과 발을 비롯하여 온몸이 차게 느껴지는 발한 등의 증상도 나타나며 피로,

불안, 우울증, 기억력 상실, 불면증 등도 나타납니다. 따라서 갱년기의 변화는 무척 다양하여 각별한 주의가 요구됩니다.

자가 테스트로 알아보는 갱년기

갱년기 증상의 진행을 보다 객관적으로 판단하기 위하여 흔히 사용하는 방법이 '아르거시 갱년기 증상 테스트(The Menopause Quiz)'와 '쿠퍼만(Kupperman) 갱년기 지수'입니다. 미국의 아르거시 대학(Argosy University)에서 고안한 아르거시 테스트는 갱년기의 유무를 판단할 수 있습니다. 쿠퍼만 지수는 뉴욕대학교 의대의 쿠퍼만 박사가 고안한 진단법으로, 현재 자신이 처한 갱년기 증상의 수준

〈표 9〉 아르거시 갱년기 테스트

질문	예	아니오
1. 35세 이상이다. 2. 갑작스러운 안면홍조와 온몸의 땀 때문에 괴롭다. 3. 불안, 짜증, 슬픔 등의 감정 변화에 시달리고 있다. 4. 유방이 평소보다 더 부드럽고 민감하다. 5. 질이 건조하고 성교 시 통증이 있다. 6. 성욕이 줄어들었다. 7. 얼굴 피부가 건조해지고 털이나 여드름이 생겼다. 8. 평소보다 피곤하고 불면증이 있다. 9. 생리주기와 양이 불규칙해졌다. 10. 집중력과 기억력이 떨어졌다.		
합계		

* 진단방법: 1~10번 질문에 표시하고 답 중 '예'의 개수를 모두 더합니다. '예'가 3개 이하면 갱년기 증상이 거의 없다고 볼 수 있고 '예'가 4개 이상이면 갱년기 증상이 있는 것으로 판단하여 다양한 예방법을 적극적으로 실천할 필요가 있습니다.

<표 10> 쿠퍼만 갱년기 지수

증상	증상의 정도				가중치	점수
	없음(0)	약간(1)	보통(2)	심함(3)		
1. 안면홍조						
2. 발한						
3. 불면증						
4. 신경질						
5. 우울증						
6. 어지럼증						
7. 피로감						
8. 관절통, 근육통						
9. 두통						
10. 가슴 두근거림						
11. 질 건조, 분비물 감소						
합계						

* 계산법: 1~11번까지 각 증상별로 자신이 겪고 있는 증상 정도에 표시합니다. 증상 정도에 해당하는 점수에 각각의 가중치를 곱해서 점수를 냅니다. 그다음 1~11번까지의 모든 점수를 더합니다.
* 결과의 해석: 10점 미만_양호(몸 상태가 좋습니다. 지금부터 관리를 더욱 잘 하세요.)
    10~15점_보통(몸 관리가 필요합니다. 식습관을 고치고 규칙적인 운동을 시작하는 것이 좋습니다.)
    15점 이상_관리 필요(전문가와의 상담이 필요합니다. 35점이 넘으면 심각한 상태입니다.)

을 나타내는데, 경과를 직접 확인할 수 있습니다.

(2) 남성의 갱년기

그렇다면 갱년기는 여성에게만 있는 것일까요? 남자에게도 유사한 질환이 있다고 하는데 그 내용을 살펴보겠습니다. 여성의 갱년기는 많이 알려져 있지만 상대적으로 남성갱년기에 대한 인식은 많이 부족한 실정입니다. 하지만 남성갱년기의 유병률은 생각보다 매우 높

> ❖ **남성 갱년기의 자가진단**
>
> 아래 18개 항목 중 9개 이상에 해당되면 갱년기라고 할 수 있습니다.
>
> ① 심리적 증상(5)
>
> 기억력이 자꾸 감소한다. 집중력이 떨어진다. 자꾸 우울하고 초조해진다. 의욕이 감소하고 귀찮다. 짜증이 잘 난다.
>
> ② 성적 증상(4)
>
> 성욕이 자꾸 감소한다. 발기가 잘 안 된다. 오르가즘이 잘 안 온다. 사정액이 적어진다.
>
> ③ 신체 증상(6)
>
> 항상 피곤하고 무기력하다. 근육의 힘이 떨어졌다. 뼈마디가 쑤시고 약해졌다. 가슴이 여자처럼 변한다. 수염이 잘 안 자라고 털이 적다. 아랫배가 나온다.
>
> ④ 혈관운동성 증상(3)
>
> 식은땀이 잘 난다. 얼굴이 화끈거릴 때가 있다. 불면증 횟수가 많아진다.

은 편입니다.

남성의 갱년기는 '남성갱년기증후군'이라는 표현이 정확하며, 현재 세계적으로 LOH(late-onset hypogonadism)라는 의학적 용어로 정립되어 있습니다. 남성갱년기증후군이란 일반적으로 40대부터 뼈, 근육, 성기능 등 남성의 기능이 전반적으로 떨어지는 현상을 말하며, 남성갱년기로 인해 정신 및 대인관계, 사회생활 전반에 걸쳐서 무기력하고 약한 남성으로 변하게 됩니다. 남성갱년기의 가장 흔한 증상은 성욕 저하 및 발기부전(특히 야간 발기장애), 지적 활동이나 인지기능의 감소, 피로, 우울, 성급함을 수반하는 기분의 잦은 변화, 수면장애 등이 있고 근육량 및 근력의 감소, 내장지방의 증가, 체모의 감소와 피부의 변화, 그리고 골밀도의 감소 증상까지 나타납니다. 남성갱년기의 증상은 반드시 남성갱년기가 아니더라도 나타날 수 있는 증상이기 때문에 반드시 전문의의 진단이 필요합니다. 남성갱년기의 가장 큰 원인인 남성호르몬의 감소는 연령 증가에 따라 자연스럽게 일어나는 증상으로, 30세 이후부터 매년 약 1퍼센트씩 감소하는 것으로 알려져 있습니다.

(3) 갱년기 극복을 위한 효소치료법

폐경은 여성이 살아가면서 자연스럽게 거쳐 가는 신체적 변화의 한 과정이며, 질병이 아닌 자연 현상이므로 걱정하거나 두려워하기보다는 담담하게 받아들이는 태도가 필요합니다. 폐경이행기 증상 중 안면홍조증은 규칙적인 운동으로 어느 정도 감소시킬 수 있습니다. 또한 운동으로 인한 근력의 강화는 골밀도를 증가시키므로 골밀도 감소에 의한 골절의 예방에도 도움이 됩니다. 폐경 이후의 생식기 위축증 및 이에 따른 성교통이나 비뇨생식기 감염 등에 대해서는 국소적 호르몬제제를 간헐적으로 투여하는 것으로 예방 효과를 기대할 수 있습니다.

그러면 갱년기의 극복을 위해서는 어떤 식이요법과 효소치료법이 있을까요? 갱년기 증상의 조절에 식물성 에스트로겐이 도움이 될 수 있다는 보고들이 있습니다. 그러나 이 경우 약효를 얻기 위해 섭취해야 하는 음식의 양이 과도하게 많아질 수 있고, 채식 위주의 식단에 의해 영양 불균형이 초래될 수 있습니다. 또한 이 식사법은 유방을 자극할 수 있어 권장하지 않습니다. 현재 안면홍조의 증상을 호전시킬 수 있는 식물성 에스트로겐이 약제로 만들어져 약국에서 판매되고 있고, 의사의 처방을 받아 복용할 수도 있으므로 전문의와 상의하여 복용 여부를 결정할 수 있습니다.

　그러나 약물의 복용만으로 적절한 갱년기증후군을 호전시키기는 쉽지 않습니다. 중요한 것은 생활습관의 변화를 통해 갱년기를 극복하는 것입니다. 균형 잡힌 식사와 스트레스의 조절, 휴식, 운동, 호르몬 공급 등 다양한 접근이 가능하지만, 이 중에서 식이요법이 가장 중요합니다. 폐경기의 여성을 비롯하여 갱년기증후군을 지닌 남성들에게 균형 잡힌 식사는 무척 중요합니다. 신진대사가 원활하게 유지한다면 호르몬의 분비 혹은 소화효소의 분비를 증가시킬 수 있습니다. 특히 **식품효소를 섭취함으로써 갱년기의 많은 증상을 완화시킬 수 있습니다**. 효소를 풍부하게 섭취할 경우 지방의 소화를 돕고 몸의 산도(혹은 pH)를 적절하게 유지하며 인체 내 감염수치를 현격히 낮출 수 있습니다. 따라서 소화를 돕고 감염을 줄일 수 있는 효소의 섭취가 필수적입니다.

　〈표 11〉, 〈표 12〉에서 일반적으로 효소치료법에서 권하는 효소의

섭취량을 나타내었습니다. 여기에서 언급된 효소의 활성은 국제식품 공전과 약전의 규격을 말하는 것으로 규격화된 값을 나타냅니다. 효소의 섭취는 활성단위의 양을 기준으로 해야 합니다. 즉, 효소는 몇

〈표 11〉 소화증진용 효소활성표

효소명	활성단위	효소명	활성단위
아밀라아제(amylase)	22,000 DU	알파-갈락토시다아제 (α-galactosidase)	450 GALU
프로테아제(protease)	80,000 HUT	파이타아제(phytase)	50 PU
리파아제(lipase)	3,000 FCCFIP	펙티나아제(pectinase)	50 AJDU
셀룰라아제(cellulose)	2,000 CU	자일라나아제(xylanase)	500 XU
인버타아제(invertase)	80 IAU	헤미셀룰라아제(hemicellulase)	30 HCU
락타아제(lactase)	900 LacU	베타-글루카나아제 (β-glucanase)	25 BGU
말타아제(maltase)	200 DP	유산균 (*Lactobacillus acidophilus*)	2억5천만 CFU
글루코아밀라아제 (glucoamylase)	50 AGU		

자료: Tom Bohager (2009), Everythins you need to know about enzymes, Greenleaf Book Group Press, pp. 239-242.

〈표 12〉 항염증진용 효소활성표

효소명	활성단위	효소명	활성단위
프로테아제(protease)	120,000 HUT	아밀라아제(amylase)	7,000 DU
파파인(papain)	1,400,000 PU	리파아제(lipase)	600 FCCFIP
브로멜라인(bromelain)	1,200 GDU	카탈라아제(catalase)	100 baker unit

자료: Tom Bohager (2009), Everythins you need to know about enzymes, Greenleaf Book Group Press, pp. 239-242.

그램을 먹었느냐가 중요한 게 아니라 효소활성단위로 얼마를 섭취했느냐가 중요한 것입니다. 각 증상별로 섭취해야 할 효소활성단위가 정해져 있다고 생각하시면 됩니다.

실제 모든 효소를 이 활성만큼 복용하는 것은 현실적으로 어려우나, 모든 효소가 적절히 배합된 식품효소제품을 꾸준히 복용하면 유사한 효과를 얻을 수 있다고 판단됩니다.

4) 효소와 소화

(1) 효소의 6대 생리작용

주변에 나이 드신 분들이 주로 하시는 말씀을 들어 보면 다음과 같은 내용이 많습니다. '몸이 예전 같지 않다, 침이 마른다, 먹고 싶지만 소화가 잘 안 된다.' 이 가운데 가장 중요한 키워드는 바로 '소화'입니다. 소화가 잘 되어야 우리 몸의 모든 활동이 원활이 이루어질 수 있습니다. 아시다시피 효소는 일반적으로 소화를 돕는다는 사실은 잘 알려져 있습니다. 우리가 먹는 소화제에도 효소가 들어 있으니까요. 그러나 소화가 효소의 전부는 아닙니다. 전문서적을 살펴보면 이른바 '효소의 6대 생리작용'이라는 것이 있습니다. 소화흡수작용 이외에 혈액정화작용, 항염·항균작용, 세포부활작용, 해독살균작용, 분해배출작용이 바로 그것입니다(1장 소화효소 부분에서도 다루었으나 좀 더 보충하겠습니다).

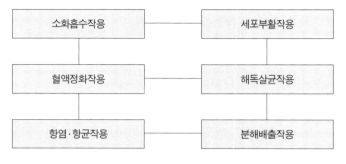

〈그림 7〉 효소의 6대 생리작용

소화흡수작용 — 세포부활작용

혈액정화작용 — 해독살균작용

항염·항균작용 — 분해배출작용

우선 '**소화흡수작용**'이란 효소가 우리가 먹은 음식을 잘게 쪼개서 소화되기 쉬운 형태로 바꾼다는 것입니다. '**혈액정화작용**'이란 핏속에 있는 백혈구나 대식세포를 비롯한 여러 면역 관련 세포들이 혈액 내에 존재하는 외부 침입물질이나 혈전들의 이물질을 분해하여 혈액을 깨끗하게 한다는 것입니다. 이 세포들은 효소를 분비하여 이러한 역할을 하게 됩니다. 그래서 세포의 작용이라고도 하고 효소의 작용이라고도 합니다.

다음으로 '**항염·항균작용**'이란 우리 몸속의 세포 혹은 기관이 세균에 감염되거나 혹은 면역반응으로 염증이 생겼을 때, 효소가 이것을 억제하는 작용을 한다는 것을 가리킵니다. '**세포부활작용**'은 효소가 에너지를 사용하여 새로운 세포를 만드는 것을 가리킵니다. 인체의 신진대사를 동화작용과 이화작용으로 표현할 때 동화작용에 해당됩니다. 죽은 세포를 살리는 것이 아니고 죽은 세포에 해당하는 만큼의 새로운 세포를 만들어서 우리로 하여금 생명을 지속할 수 있게 해 주는 역할을 하는 것입니다.

 '**해독살균작용**'이란 효소가 우리 몸에 침입한 미생물 혹은 바이러스 자체를 죽이거나 독소물질을 분해하는 것을 말합니다. 항염·항균작용이 면역과 관련된 염증을 억제하는 것이라면, 해독살균작용은 외부에서 침입한 미생물과 독소물질을 제거한다는 차이점이 있습니다. '**분해배출작용**'은 소화흡수작용의 연장선상에서 이루어지는 것으로, 소화되고 남은 물질을 쉽게 배출할 수 있도록 돕는 작용을 말합니다. 즉, 소화도 잘되고 흡수도 잘되고 배출도 잘되게 한다는 것입니다.

 효소는 이런 다양한 작용의 중심에 있으며, 건강을 지켜 주는 생명의 불꽃이라고 할 수 있습니다. 건강은 부모님으로부터 물려받은 유전적 요인이 중요하고(약 30퍼센트), 그다음으로 스스로 관리하는 것이 중요합니다. 건강한 사람들에게는 일반적으로 효소의 분비도 무척 활발하게 일어납니다. 필요할 때마다 적당량의 효소가 적재적소에서 잘 분비되어 건강한 몸을 유지하는 데 전혀 문제가 없습니다. 그러나 아무리 건강한 사람이라도 나이가 들면 조금씩 몸의 이상을 느끼게 됩니다. 머리가 아프거나 속이 거북하거나 몸의 여기저기가 쑤시는 등의 이상이 나타납니다.

 특히 노년기에 접어들면 인체의 세포 수가 감소하면서 자연히 효소생산능력도 떨어집니다. 이때 외부에서 식품 혹은 영양보조제의 형태로 효소를 섭취하는 것이 큰 도움이 됩니다. 신체기능에 문제가 생겼을 때, 만일 그 이유가 효소의 부족 혹은 고갈 때문이라면 효소의 공급은 더욱 필수적이겠지요. 우리 몸에 효소가 공급되면, 전자제품에 전원코드를 꼽고 건전지를 넣어 배터리가 재충전되어 제 기능을 하듯이 몸의 기능이 회복됩니다. 따라서 신체 내에 충분한 효소 비축을 위해서 우리는 외부에서 각종 효소를 충분히 공급해야 합니다.

우리에게는 소화효소 외에 신체의 각 부분에 필요한 다양한 형태의 효소가 필요합니다. 그러나 이 효소들을 모두 선별하여 섭취할 수는 없습니다. 그래서 필요한 것이 복합효소입니다. **복합효소를 섭취하기 위한 가장 손쉬운 방법으로는 일상적인 식사에서 발효식품과 가급적 다량의 신선한 채소와 과일을 충분히 섭취하는 것입니다.** 또한 충분한 수면을 취하고 스트레스를 경감시켜 심신을 새롭게 해야 합니다. 각종 복합효소는 신선한 과일 및 채소, 곡류, 종자류, 콩류, 우유 성분 등에 많이 들어 있습니다. 우리나라 사람들이 선호하는 김치와 청국장 등의 발효식품도 효소의 보고(寶庫)라고 할 수 있지요.

소화효소가 신체 내에서 음식물을 분해시킬 때에는 '소화'라고 하지만, 이 현상이 몸 밖에서 일어나면 '발효(fermentation)' 혹은 '부패(rotting 또는 decaying)'라고 합니다. 발효와 부패는 같은 현상인데, 이게 사람에게 유익하면 '발효', 사람에게 무익하면 '부패'라고 합니다. 이러한 복합효소를 적절하게 투여하면 자가면역질환, 관절염, 다발성경화증을 개선하고 수술 전후에도 긍정적인 효과를 보인다는 연구결과가 많이 발표되어 있습니다. 또한 다양한 효소의 풍부한 공급은 과다한 혈액응고를 방지하고 혈소판 및 적혈구 점성을 감소시키는 효과도 가지고 있습니다.

(2) 소화기 장애와 효소의 효능

소화기 장애에 대한 증상은 아주 다양한데 그중에서 설사, 변비, 위궤양에 대해 알아보면 다음과 같습니다. 우선 건강한 사람의 변은 70~80퍼센트가 수분인데, 수분이 많아져서 물 같은 액체 상태가 되는 것을 '설사'라고 합니다. 설사의 원인은 세균, 바이러스, 자극적인 음식물, 과음, 과식, 스트레스, 유당불내증(소화효소 장애에 의한 삼투압 현상), 알레르기 등이 있으며 항생제를 많이 복용할 경우에도 설사를 일으킬 수 있습니다. 또한 장의 염증이나 수술 등으로 인한 장의 일부 결손, 흡수 장애와 면역결핍증 등이 있을 때에도 설사가 동반됩니다. 변비의 경우, 원인의 80퍼센트가 잘못된 식생활과 배변 습관인데, 과도한 지방, 단백질, 탄수화물 위주의 식사와 카페인, 알코올의 무분별한 섭취, 아침식사를 거르거나 변의를 묵살하고 그냥 지나쳐 대장운동이 부족한 데 기인하며, 나머지 20퍼센트가 약물, 정신질환, 내분비와 대사장애, 기능적 혹은 기질적 장관 이상, 통증성 항문질환, 과민성 대장증후군 등으로 나타납니다.

위궤양의 경우는 가벼운 속 쓰림 등의 거북한 증상에서 시작하여 위염을 거쳐 궤양으로 발전하는 경우가 많은데, 결국 위벽이 손상을 입어 나타나는 병변이라고 할 수 있습니다. 위벽이 손상을 입게 되는 원인을 살펴보면 위벽이 갑작스런 물리적 자극을 받는 경우, 자가면역작용에 의해 항체가 소화효소를 분비하는 세포에 과도하게 붙는 경우, 헬리코박터균에 의한 감염의 경우, 자극적인 음식물과 음주 또는 방사선 치료나 약물 등의 과다 복용으로 인한 손상 등이 대표적입니다.

소화기 장애는 효소를 복용함으로 증상을 상당히 개선할 수 있습니다. 효소는 각종 소화기 장애의 원인이 되는 음식물의 부적절한 소화와 흡수를 개선시켜 음식물로 인한 스트레스를 줄여 주고, 영양분의 흡수를 도와주고, 면역력을 높여 주며, 각종 감염의 원인을 줄이는 등 장내 트러블 개선과 치료에 직간접적인 도움을 줌으로써 설사로 인해 약해진 소화기관을 빠르게 회복시킵니다. 또한 수분의 균형을 정상화시키는 데에도 도움을 주고, 소장 등 소화기 내에 유입된 세균이나 미생물을 직접적으로 제거해 주는 역할도 하여 유해한 세균의 감염에 의한 설사를 예방하고 치료하는 데 도움을 줄 수 있습니다.

변비의 치료에 있어서 효소는 변비의 원인이 되는 음식물을 충분히 소화하고 분해하여 음식물에 대한 장내 스트레스를 줄여 주고, 기존 변비로 인한 대장 내 음식물 찌꺼기와 노폐물을 분해하여 변비로 인한 2차 산물인 가스 생성, 복부팽만감, 두통 등의 증상을 개선시켜 주고, 장내 유용균이 잘 증식될 수 있도록 돕습니다. 또한 유해한 미생물의 증식을 억제하여 장내균총 환경을 개선함으로써 대장기능을 정상화하는 데 도움을 줍니다.

5) 효소와 비만, 당뇨, 혈관질환

음식의 섭취, 소화와 관련하여 가장 중요한 질병 중의 하나가 비만과 당뇨병입니다. 이와 관련된 효소의 역할을 살펴보겠습니다.

(1) 효소와 비만

비만이라는 것이 무엇일까요? 비만은 우리가 흔히 생각하는 것처럼 '살이 쪘다'라는 모호한 개념이 아니라 BMI라는 체질량지수, 즉 단위면적당 몸무게(BMI = kg/m²)로 표현할 수 있습니다.

　체질량지수는 20~25 사이가 정상이고, 25~30 사이는 과체중, 30 이상인 경우 심한 비만 혹은 고도비만이라고 합니다. 요즘 비만 인구는 날로 증가하고 있습니다. 비만의 증가는 세계적인 추세라고 할 수 있습니다.

　지난 2019년 교육부가 전국의 초·중·고등학생 10만 4천여 명을 대상으로 실시한 학생 건강검사 표본통계 분석결과를 보면, 2019년 과체중 이상 학생들의 비율은 25.8퍼센트, 비만율은 15.1퍼센트로 매년 증가하고 있습니다.

　2020년 발행된 질병관리청의 『2019 국민건강통계』에서 만성질환으로 분류된 것 가운데 비만 인구를 살펴보겠습니다. 2019년 우리나

〈표 13〉 체질량지수에 의한 비만 구분

체질량지수(BMI)	20~25	25~30	30 이상
비만도	정상	과체중	심한 비만(고도비만)

〈표 14〉최근 5년간 표준체중에 대한 상대체중 비만도 현황(단위: %)

연도	정상	과체중	비만	비만합계
2019	68.8	10.7	15.1	25.8
2018	69.5	10.6	14.4	25.0
2017	70.3	10.3	13.6	23.9
2016	71.2	10.0	12.9	22.9
2015	72.3	9.9	11.9	21.8

* 출처: 교육부(2020), 2019년 학생 건강검사 표본통계 분석결과.

라 남자의 비만 인구는 43.1퍼센트로, 1998년 26.8퍼센트에서 크게 증가했습니다. 여자는 큰 변화 없이 30.0퍼센트로 유지하다 2019년 27.4퍼센트로 소폭 감소했습니다.[1] 남자의 경우와 여자의 경우 비만의 정의가 다릅니다. 평균적으로 여자의 지방량이 남자의 지방량보다 많고, 연령군으로 보면 남자는 40~50대에 비만이 많은 반면, 여성은 50~60대에 비만이 많아지는 특징이 있습니다. 이러한 특성은 신체적 차이와 생활습관의 차이에 기인한다고 할 수 있지요.

한편, 소아비만은 우리나라 성인 인구의 비만 비율을 좌우하게 되는데, 2020년 7월 교육부가 발표한 『2019년도 학생 건강검사 표본통계』에 의하면 비만과 과체중인 학생의 비율은 2019년 25.8퍼센트로 10년 전에 2009년의 13.2퍼센트보다 2배 정도 증가하여 그 심각성이 크다고 할 수 있습니다. 10명 가운데 8명은 일주일에 1회 이상 라면과 같은 패스트푸드를 섭취하고, 학년이 올라갈수록 신체활동이 줄어

---

1) 질병관리청(2020), 『2019 국민건강통계』, 26쪽.

<표 15> 2019년 초중고 남녀별 비만율 현황(단위: %)

구분 \ 성별	남자	여자
초등학생	28.1	21.3
중학생	28.5	22.6
고등학생	29.6	26.1
평균	28.6	22.9

* 출처: 교육부(2020). 2019년 학생 건강검사 표본통계 분석결과.

들고 있습니다. 또한 일부 도시 지역 학생보다 농어촌 지역의 학생들이 비만도가 높은 것으로 조사되어, 이제는 지역과 상관없이 학생들의 비만 문제가 심각함을 알 수 있습니다. 선진국에서 문제가 되었던 '비만 문제'가 우리나라에서도 심각하게 대두되고 있는 것입니다.

더구나 신종 코로나바이러스 감염증 사태의 장기화로 인해, 아동과 청소년의 비만 우려가 더 커지고 있는 실정입니다. 성장기에 있는 아동과 청소년의 대사합병증의 위험은 일반 성인 비만의 경우보다 2~3배 높기 때문에, 관리가 시급하다고 판단됩니다. 지난 5년간 아동과 청소년의 비만율은 매년 1퍼센트씩 증가해오다가 2019년엔 25.8퍼센트를 기록한 것은 <표 14>에서 확인할 수 있습니다. 신종 코로나로 인해 신체활동이 줄고, 배달음식의 폭증으로 인해 고열량, 저영양 식품의 섭취가 이들 아동과 청소년의 비만율을 큰 폭으로 증가시켰으리라는 것이 전문가들의 생각입니다. 인스턴트식품에 포함된 수많은 식품첨가물은 체내에서 효소저해제로 작용하여 많은 효소를 파괴하고 결국 면역을 떨어뜨립니다. 성장기의 아동·청소년기는 평생의 건강을 좌우할 습관을 갖추는 중요한 시기이므로 각별한 관리가 요구됩니다.

그렇다면 구체적으로 어떤 효소가 비만 치료에 유용할까요? 앤서니 치콕(Anthony J. Cichoke) 박사의 저서인 『효소치료전서(The Complete Book of Enzyme Therapy: A Complete and Up-to-Date Reference to Effective Remedies)』의 내용을 참고하면 다음과 같습니다. 우선 비만의 경우에는 아밀라아제, 프로테아제, 리파아제가 효과적으로 작용합니다. 음식의 소화를 촉진하고 특히 리파아제가 체지방을 분해하는 기능이 탁월하여 장기적으로 복용할 경우 우수한 효과를 나타내는 것으로 알려져 있습니다. 복합효소를 기준으로 하루에 3회, 한번에 0.25~0.3그램 정도를 복용 권장합니다. 효소의 활성효과를 위해 비타민류 혹은 유산균도 도움을 줄 수 있습니다.

국민건강보험공단에 따르면, 우리나라에서 비만으로 인한 사회경제적 비용은 2016년 현재 11조원을 넘어서는 것으로 10년 만에 2.4배가 증가한 것으로 추계되고 있습니다. 비만으로 인한 대사질환(당뇨나 고혈압 등)이 발생할 가능성이 높아 그 치료가 속히 이루어져야 한다고 생각합니다.

미국 보건복지부의 『Healthy People 2030』 보고서(health.gov/healthypeople)에는, 과체중이 혈액 내 콜레스테롤 농도의 증가, 고혈압, 인슐린 비의존성, 당뇨 및 심장질환 등과 관련이 있다고 서술되어 있습니다. 과체중은 담석증과 몇몇 암과도 관련되며, 골관절염의 진행과도 밀접한 관계가 있습니다. 또한 과체중은 인슐린 저항성과

❖ 체중 감소를 위한 십계명

① 칼로리 섭취를 줄이되 조금씩 자주 먹습니다.

② 정제된 음식을 피하고 비정제된 식이섬유가 풍부한 식사를 합니다.

③ 신선한 과일과 채소를 풍부하게 섭취합니다.

④ 외식을 할 경우에는 위의 3가지를 명심하고 주문합니다.

⑤ 퇴근 전에 먹지 않습니다.

⑥ 깨끗한 물을 충분히 마십니다.

⑦ 칼로리 소모를 위해 정기적으로 운동을 합니다.

⑧ 충분한 수면시간을 확보합니다.

⑨ 효소, 비타민, 미네랄, 허브 등을 섭취하여 신진대사를 원활히 합니다.

⑩ 체중은 점차로 줄이고 근육량을 유지하면서 지방만 연소시킵니다.

가장 직접적인 상관관계가 있습니다.

인슐린저항성이란, 인슐린이 어떤 특정한 조직에 작용할 수 없다는 것입니다. 여러 가지 이유로 비만인 사람의 세포조직은 인슐린에 무감각해지게 됩니다. 근육조직, 지방조직, 간조직, 뇌조직 등이 그 예입니다. 따라서 인슐린저항성은 비만인 사람들에게 흔히 존재하는 것으로서 비만인 사람들의 근육이나 간, 뇌에 지방이 축적되는 것은 그러한 이유 때문입니다. 인슐린저항성에 대해서는 '효소와 당뇨'에서 좀 더 다루겠습니다.

(2) 효소와 당뇨

당뇨는 대사질환의 일종으로 1형당뇨와 2형당뇨로 나눌 수 있습니다. 일반적으로 선천성이 아닌 경우는 2형당뇨인 경우가 대부분입니다. 대사질환의 치료를 위해서는 면역기능의 활성화가 가장 중요하며 인체의 면역을 증진시키는 데 도움을 주는 효소가 효과적입니다. 치콕 박사에 의하면, 일반적인 프로테아제 중에서 파파인, 브로멜라인, 판크레아틴 등의 효소복합제가 효과가 높다고 합니다. 단백질분해효소가 풍부한 배아곡류효소 혹은 콩 발효물 등도 효과적이라고 할 수 있습니다. 하루 3회, 한번에 0.5~1.0그램 정도의 효소량을 복용하는 것이 도움이 됩니다.

　최근 연구에 의하면 만일 우리가 인슐린 조절능력을 증가시킬 수 있다고 가정할 때, 당뇨병을 더 쉽게 치료하고 체중 감량도 쉽게 할 수 있을 것입니다. 인슐린저항성은 당뇨, 낭창, 비만, 난소질환 및 다른 자가면역질환에 있어서 광범위하게 퍼져 있습니다. 관상동맥질환의 위험요인 연구에 따르면, 혈당 농도는 정상인데 인슐린 농도가 정상치보다 높은 사람은 관상동맥질환에 걸릴 가능성이 더욱더 높습니다. 그러나 인슐린저항성은 겉으로는 건강하지만 잠재적으로 병에 걸릴 위험성을 가지고 있는 사람들에게도 영향을 끼칠 수 있습니다. 그러면 무엇 때문에 인슐린저항성이 생기게 될까요?

　크롬은 포도당 대사에 관여하는 효소의 활성을 증가시킵니다. 따라서 생물학적으로 유용한 크롬이 부족하면 인슐린저항성이 생기게 됩니다. 크롬 부족의 원인은, 첫 번째 크롬의 섭취량이 불충분하고, 두 번째는 크롬의 손실량이 너무 많기 때문이며, 세 번째 우리 몸이 크롬을 생물학적으로 활성을 지닌 혈당내성인자(glucose tolerance factor, GTF)의 형태로 바꿀 수 없기 때문입니다.

우리 몸이 이용할 수 있는 크롬을 GTF라고 하는데, 이 미네랄 크롬은 몸속에서 주로 인슐린과 함께 작용합니다. 과학자들은 GTF가 인슐린으로 하여금 세포막의 인식 부위에 작용하여 조직을 합성하고, 에너지를 생산하는 아미노산과 포도당을 세포 내부로 이동시키도록 돕는다고 믿습니다.

인슐린이 효과적으로 작용하지 못할 경우에 우리 몸은 더 많은 인슐린을 생산하려고 하고, 결국 인슐린과다증(혈액 내의 인슐린 농도가 너무 높은 병)으로 발전하게 됩니다. 인슐린과다증은 LDL(low density lipoprotein, 저밀도 지방단백질) 콜레스테롤 농도를 증가시키고 HDL(high density lipoprotein, 고밀도 지방단백질) 콜레스테롤을 감소시킵니다. 그리하여 혈압을 올리고 지방저장량을 증가시켜서 심장병을 일으킬 위험을 높입니다. 모든 인슐린저항증이 크롬의 부족으로부터 생기는 것은 아니지만, 크롬 부족으로 생기는 인슐린저항증은 크롬을 섭취함으로써 개선될 수 있습니다. 미네랄이 효소의 작용을 도와 몸을 건강하게 지키는 원리입니다.

건강한 사람은 식후 섭취한 탄수화물에 의해 혈당수치가 높아지면 그 정도에 따라 췌장(이자)에서 인슐린이 분비되며, 이때 분비된 인슐린은 포도당의 체내 흡수를 도와 글리코겐의 생성, 포도당의 산화 및 지방으로의 전환을 촉진하여 혈당을 정상적으로 유지시킵니다.

그러나 당뇨환자의 경우 이와 같은 역할을 하는 인슐린의 분비가 부족하거나(제1형), 그 기능을 제대로 발휘하지 못해(제2형) 혈당이 상승하여 결과적으로 콩팥에서 걸러지는 과정에서 재흡수되지 못하고 포도당이 소변으로 배출됩니다. 소변으로 다량의 포도당이 나오면서 물과 함께 배출되기 때문에 소변량이 많아지고, 몸에 기운이 없어지고 쉽게 피곤해지며 많이 먹어도 체중이 감소하는 등 여러 가지 신체적 이상이 발생합니다.

고혈당이 계속되면, 실핏줄과 같은 미세한 혈관에 생기는 미세혈관 합병증뿐만 아니라 더 큰 혈관에 발생하는 동맥경화증 같은 합병증의 발생 가능성이 높아집니다. 그래서 고혈당을 낮추어 정상 상태(100mg/dL 전후)로 낮추는 것이 필요합니다. 당대사에 이상이 생기면 필연적으로 지방대사(혹은 지질대사)에도 이상이 생깁니다. 즉, 인슐린의 기능 장애와 고혈당은 지방대사의 이상을 초래하여 혈액 내 지방 성분이 증가하고 결과적으로 동맥경화증 등이 발생하게 되는 것입니다. 혈당을 조절하는 약물로는 인슐린과 경구 혈당강하제가 있습니다.

❖ 비만의 열쇠 물질, 렙틴

렙틴은 지방세포에서 혈중으로 방출되어 뇌혈액막(blood-brain barrier)을 통과한 후 중추신경계 내의 수용체에서 작용하는 물질입니다. 최근 렙틴의 활성과 비만, 당뇨와의 연관성에 대한 연구가 활발합니다. 렙틴은 식욕을 억제하고 에너지 소비를 촉진시켜 체중을 감소시키는 효과가 있는 것으로 알려져 있습니다. 렙틴의 활성은, 음식물 섭취 후 증가하고 공복 시 감소하는데, 렙틴의 활성 감소는 인슐린저항성을 유발하는 것으로 알려져 있습니다.

최근 비만 동물을 대상으로 한 실험에서 한 렙틴 효능제가 체중뿐 아니라 혈당수치도 감소시키는 것으로 나타났습니다. 또한 인슐린감수성(일정량의 인슐린을 투여하였을 때의 혈당저하도)을 높여 당뇨병 예방 및 완화에 도움을 주는 것으로 보고되었습니다.

최근에 발표된 렙틴과 관련된 연구결과가 주목을 끌고 있습니다. 우선 뼈의 성장에 관한 논문에서는, 렙틴이 2가지 방식으로 뼈의 성장을 조절한다는 것을 기술하고 있습니다. 렙틴은 그 자체가 뼈 강화인자로서 조골세포가 인슐린 성장인자의 증가를 유도해 직접적으로 뼈의 성장을 촉진한다는 점입니다.

또한 렙틴 수용체는 유방암 세포에서 발견되어 왔는데, 이의 활성이 세포의 증식을 촉진하는 것으로 밝혀지면서 렙틴이 유방암의 진행을 조절하는 역할을 할 수 있음을 암시하고 있습니다. 유사한 현상이 전립선암이나 대장암에서도 나타나고 있습니다.

마지막으로 렙틴은 염증 반응에서도 중요한 역할을 하는 것으로 드러나고 있습니다. 특히 염증성 장질환(inflammatory bowel disease)과 다발성경화증(multiple sclerosis) 동물모델에서 염증을 약화시킨다고 밝혀지고 있습니다. 따라서 렙틴의 분야는 빠른 속도로 발전하고 있으며 이러한 발전에 발맞추어 다양한 형태의 식품도 개발되고 있습니다.

(3) 효소와 혈관질환

효소는 혈액순환을 원활하게 하여 신체기관과 세포에 산소 및 영양 공급을 충분하게 해 줍니다. 결국 포도당이 필요한 조직과 세포에 충분히 공급되어 혈액에 존재하는 당의 농도가 낮아집니다. 또한 효소는 당뇨병으로 인한 동맥경화나 뇌경색 등 합병증의 예방에도 이롭습니다. 혈액순환에 도움을 주는 효소로는 대표적인 것이 낫토(natto)에 포함된 나토키나아제(nattokinase)입니다. 최근 국내 연구논문에 '동물 및 인체시험을 통한 Nattokinase의 항응고 작용 및 섬유소 분해능 평가'라는 임상연구결과가 실려, 효소의 혈액순환작용에 대한 유효성에 힘이 실리고 있습니다(KSBB J. 2011; 26(5): 400-406.).

최근의 연구결과에 따르면 효소혼합물은 혈관 내의 콜레스테롤, 혈전, 정맥 관련 질환, 혈전 후 증상, 간헐적 동맥질환, 그리고 순환기

질환에 따른 암 등을 감소시키는 데 매우 효과적입니다. 효소는 2가지 방향으로 감염을 억제시킵니다. 즉, 효소가 원래 가지고 있는 항염성뿐만 아니라 인체가 원래 가지고 있는 효소들의 활성이 자극을 받아서, 인체의 면역 억제가 일어나지 않으면서 염증을 치유할 수 있다는 것입니다. 이 사실만으로도 스테로이드계 약품을 사용하는 것보다 탁월한 장점이 있습니다.

효소혼합물은 감염 부위를 빠르게 치유할 뿐만 아니라 세포조직의 투과성을 증대시키며 미세혈전의 용해 속도를 증가시킵니다. 그 결과 혈관의 확장을 감소시키고 혈액순환을 도와 영양분과 산소를 몸 전체에 골고루 공급합니다. 그러므로 감염기간이 단축되고 고통이 보다 빨리 멈추며 부상 부위가 흔적 없이 빨리 치유됩니다.

동맥경화에 대해 좀 더 자세히 살펴보면, 동맥경화의 원인 중 1가지는 혈액 내에 존재하는 플라스민(plasmin, 단백질분해효소의 하나)의 농도가 낮기 때문입니다. 플라스민의 농도가 낮으면, 혈액 내 침전되어 있는 피브린(fibrin)과 지질을 연속적으로 제거하기가 어렵습니다. 따라서 효소보조제를 초기에 복용하면, 효과적으로 혈액 내에 침전물의 형성이 억제됩니다. 한편 혈관벽 내에 침전이 진행되어 상당한 덩어리가 형성되면 효소혼합물은 이 침전물의 일부분만을 용해시킬 수 있습니다.

그럼에도 불구하고 효소치료에 의한 혈액 흐름의 증진은 혈액순환 장애를 완화시켜 동맥경화가 더 이상 진행되지 않도록 도와줍니다. 청국장 혹은 낫토에 포함된 혈전분해효소인 나토키나아제가 이러한 역할을 하는 것으로 알려져 있습니다. 체계적인 효소요법은 혈액의 흐름을 증진시킵니다. 통증, 붓는 현상 등은 감염의 증후이고, 고통의 원인은 신경세포들이 독성물질, 감염물질에 의해 화학적 혹은 물리적으로 손상을 받아서 부어 오른 세포 내에 과도한 압력이 생기기 때문입니다.

특정한 효소혼합물은 이 독성물질과 감염물질을 제거합니다. 따라서 붓지 않은 세포는 쉽게 원상태로 돌아옵니다. 붓는 것은 멈추고 세포 내의 압력은 감소합니다. 단백질분해효소의 혼합물을 사용하면 고통과 붓는 것을 줄일 수 있습니다. 섬유소의 생성과 분해 사이의 불균형으로 인해 미세혈전이 생성되는 것을 효소가 예방하고 치료할 수 있습니다. 따라서 단백질분해효소(프로테아제)와 섬유소분해효소(셀룰라아제)를 혼합해서 사용하면 섬유소를 가수분해하는 효과가 있습니다. 또한 이 효소혼합물은 우리 몸이 자체적으로 가지고 있는 섬유소 가수분해 효과를 활성화시킵니다. 그러므로 섬유소의 가수분해 활성은 정상치까지 올라가고 결과적으로 혈전을 빠르게 분해합니다. 결국 새로운 미세혈전 혹은 혈전의 생성이 억제됩니다.

특정한 효소혼합물은 혈전의 형성뿐만 아니라 혈전의 파괴 또한 억제하기도 합니다. 혈액의 흐름이 느려지면, 감염부위 조직에 영양분을 공급하는 것이 줄어듭니다. 미세혈전이 용해되면서 혈액순환도 활발해집니다. 혈액순환이 정상화되면 조직에는 더 많은 영양분이 공급되고 상처 받은 조직은 더 빨리 치유됩니다. 여러 혈관질환의 70~90퍼센트 정도는 통증이나 부종, 피로, 무거움증 등이 완화됨으로써 증상이 개선되었다고 느끼게 됩니다.

막힌 혈관 전면에의 압력 증가는, 정맥혈전증과 관련된 질병으로서 두 번째로 위험합니다. 혈관은 팽창하고 대형 단백질과 혈장액이 주변의 조직으로 몰리게 되어 피부가 붓습니다(특히, 족부수종이 심각합니다). 섬유소의 형성이 강화되는 이 상태가 계속되면 '혈전 후 증상'이라고 하는 질환으로 발전하며 전통적인 의학으로는 치유하기가 무척 어렵습니다. 혈전의 증상은 전 세계에 걸쳐 단백질분해효소를 위주로 한 효소혼합물을 이용하여 성공적으로 치유할 수 있습니다.

6) 효소와 관절염

일반적으로 관절 내부에 병원균이 침투하여 생기는 염증인 관절염은 그 원인과 현상이 매우 다양합니다. 그중 하나가 류머티즘 관절염인데 그 원인은 아직 정확히 알려져 있지 않습니다. 유전적으로 혹은 체질적으로 류머티즘 관절염에 걸리기 쉬운 사람이 어떤 외부 자극을 받으면 이 병이 발생한다고 추측하고 있을 뿐입니다. 류머티즘 관절염은 전 인구의 1퍼센트에서 발생하며 남자보다 여자들에게 3~4배 더 잘 생기고 대개 30~50대에 발병하는 경우가 많으며 드물게는 소아나 노인들에게 발병하기도 합니다.

류머티즘 관절염의 증상들은 소위 염증 반응 때문에 생기는데 관절 내의 활액막염이 문제가 됩니다. 여기서 말하는 활액막은 관절을 싸고 있는 얇은 막으로 이곳에 염증이 발생하면 관절이 붓고 통증이 생기며 다른 부위보다 따뜻하게 느껴집니다. 시간이 경과하면 이러한 활액막염이 관절의 뼈를 파괴하기도 합니다. 아침에 일어난 후 30분이 지나도 손 등의 관절 강직이 풀어지지 않으면, 류머티즘 관절염을 의심해야 합니다.

류머티즘 관절염을 치료하는 방법으로는 약물요법과 운동, 열찜질, 냉찜질, 수술 등이 있고 약물요법에 사용되는 약으로는 아스피린과 같은 비스테로이드계 소염제, 호르몬의 일종인 부신피질 스테로이드제, 페니실라민(penicillamine, 페니실린의 변성 산물) 등의 항류머티즘제를 사용하는데 사람마다 맞는 약이 따로 있습니다. 그런데 이약들은 장기 복용하면 소화장애나 골다공증, 고혈압, 당뇨 등을 유발하거나 간기능에 장애를 줄 수도 있습니다. 즉, 관절염을 치료하면서 다른 병을 불러올 수도 있다는 것입니다. 따라서 사람마다 체질에 맞는 약을 의사로부터 처방을 받아 복용하는 것이 바람직합니다.

그렇다면 여기서 효소의 역할은 무엇일까요? 아시다시피 효소는 우리 몸에서 소화흡수작용, 해독작용, 에너지 생성작용, 면역작용 등의 다양한 작용을 하여 생명을 유지하는 소위 '일꾼' 역할을 하는 성분입니다. 따라서 혈액순환을 원활히 하고 염증을 완화시키는 데에도 효소가 작용합니다. 중요한 것은 우리 몸속의 효소뿐만 아니라 외부에서 투여하는 효소도 이런 작용을 한다는 것입니다. 특히 프로테아제라고 하는 단백질분해효소는 류머티즘 관절염의 통증을 없애고 붓기를 줄여 주며 열을 내려 줍니다. 또한 효소는 관절염의 증상을 줄여 주는 데 그치지 않고 면역력을 높이고 관절에 쌓인 면역복합체를 없애 주어 관절염을 원천적으로 치료하는 데 도움을 준다고 알려져 있습니다.

이런 목적으로 효소를 복용하는 경우는 식사 전후가 아니라 공복에 효소를 복용하는 것이 좋습니다. 최근에는 효소의 흡수를 증가시키기 위하여 장용코팅된 효소제품이 판매되고 있습니다. 장용코팅 효소는 위 속에서 분해되지 않고 장까지 도달하여 활성을 발휘하는 것으로 알려져 있습니다. 물론 어떤 효소든지 관절염의 치료에 도움이 되는 것은 아니고 이에 적합한 효소가 따로 있습니다. 효소요법의 장점은 위에서 언급한 관절염 치료제들과는 달리 효소를 복용했을 때 부작용이 나타나지 않는다는 것입니다.

❖ **효소 결핍이 가져오는 문제점**

신체 내 모든 작용 및 반응은 효소에 의존한다고 할 수 있습니다. 효소는 생명을 유지하는 과정에 불을 붙이는 역할을 합니다. 효소가 없으면 생명이 존재할 수 없습니다. 효소는 '생명 에너지'입니다. 우리 몸을 고속 엔진을 장착한 차량이라고 가정해 보겠습니다. 시일이 경과하면서 배터리 기능이 일정 수준 이하로 저하되면 엔진에 스파크를 일으킬 수 없어 시동이 걸리지 않게 되지요. 이처럼 사람이 노화되면 인체 내에 세포의 숫자가 줄어들면서 인체 내에 존재하는 전체 효소의 양이 감소됩니다.

예를 들어 나이가 30세만 되어도 위장, 췌장, 소장에서 천연효소 생성이 줄어들기 시작하여 소화장애, 피부색 상실, 조로 등이 나타나기 시작합니다. 이때 몸의 기능을 재충전시켜 효소를 비축하지 않으면 결국 엔진의 동작이 멈추게 됩니다. 모든 효소는 제각기 고유한 기능이 있습니다. 몸속의 효소들은 소화를 돕고 전반적인 건강을 유지하는 기능을 합니다. 효소가 존재하지 않으면 기타 영양소 및 비타민이 풍부하더라도 적절한 작용이 어렵습니다. 더욱이 효소 비축량이 고갈되면 인체는 소화와 흡수가 불량한 상태가 됩니다. 효소는 소화를 돕고 감염 시 치유를 돕습니다.

특히 생과일 및 채소에는 천연효소가 풍부하게 들어 있습니다. 그러나 음식을 조리하거나 가공하면 효소가 파괴됩니다. 섬유근통, 관절염, 음식 및 환경 알레르기, 대장암, 전립선암, 피부질환, 칸디다 및 기생충 감염 등 수많은 만성질환은 효소 결핍이 원인이 되어 발생하는 질환입니다. 즉, 효소 결핍은 에너지 결핍이요, 질병의 원인이며 결국 노화를 촉진하게 됩니다. 효소가 결핍되면 소화 및 흡수 불량, 에너지 감소, 두통, 변비, 전신무력증, 트림, 피로, 이스트 및 유해 세균에 의한 감염, 고창 등의 증상을 보이게 됩니다. 그리고 통증 및 염증도 일정 부분 효소 결핍과 연관되어 있습니다. 조직 복구의 모든 단계에는 효소가 필요합니다.

따라서 붓기 및 통증을 줄여 주고 염증 반응기간을 단축시켜 우리 몸의 회복을 촉진시키기 위해서는 효소의 역할이 반드시 필요합니다. 효소 결핍에 의해 불완전하게 소화된 음식이 대사폐기물 및 부패된 분변물질로 장관 내에 축적되면 간 및 2차 순환계인 림프계에 과다한 부담을 주며 이 때문에 체내 독성물질이 축적된다고 알려져 있습니다.

7) 효소와 아토피 피부염

지금까지 보고된 바에 따르면, 아토피 피부염에 대한 원인은 여러 가지 요인이 복합적으로 작용하는 것으로 알려져 있습니다. 그 원인으로 유전, 면역계의 약화, 건조한 피부, 음식물에 의한 부작용, 세균, 바이러스 및 곰팡이에 의한 감염, 정서적 요인, 온도 및 습도 등의 환경요인 등이 제시되고 있습니다. 아토피 피부염은 눈으로 확연히 보이는 피부에 발생하기 때문에 이 병으로 인한 정신적, 육체적 고통은 무척 큽니다.

이러한 아토피 피부염의 치료를 위한 양방과 한방의 접근은 확연히 다릅니다. 양방에서는 아토피를 알레르기 질환의 일종으로 이해하고 있습니다. 양방치료의 기본적인 가정은 각각의 사람이 유전적으로 특정 물질에 알레르기를 유발하게 되며 알레르기 유발 물질을 차단하면 아토피 피부염을 치료할 수 있다는 것입니다. 따라서 아토피 염증에 대한 처방으로는 '항원-항체반응'을 인위적으로 억제하여 가려움과 염증을 줄이는 스테로이드 처방을 사용하기도 합니다.

반면 한방에서는 아토피의 발생이 우리 몸속에 과도하게 발생하는 열 때문이라고 가정합니다. 즉, 체질적인 문제로 과도하게 발생한 열이 외부로 표출되려는 것으로, 이 열을 낮춰 주면 아토피는 사라진다고 바라보는 시각입니다. 그래서 아토피 피부염을 '열증'으로 이해하여, 열을 내려주는 약을 처방하기도 합니다.

이와 같이 양방과 한방의 일반적인 치료는 아토피를 완화하는 역할을 하지만 반면 상호간 어느 정도 단점도 가지고 있습니다. 양방에서 사용하는 스테로이드 처방은 정상적인 면역반응을 억제하고 피부 혈관을 위축시켜 피부를 마비시키고 피부를 상하게 할 수 있습니다. 그리고 처방하는 약의 부작용으로서 심한 졸림이나 집중력의 감소를 초래하여 장기간 약물 복용에 대한 거부감이 존재하는 것이 현실입니다. 한편 한방에서 사용하는 차가운 성질의 약제는 피부 바깥으로 열이 폭발하고 몸속은 한기를 느끼는 이상 증세를 보일 수 있습니다.

우리 몸은 대부분 외부로부터 병균이나 독소가 들어왔을 때 스스로 그것을 제거할 수 있는 능력이 있습니다. 따라서 신체의 신진대사를 충분히 보강해 준다면 아토피 피부염을 일으키고 악화시키는 복합적인 원인을 우리 몸 스스로 제어하여 아토피 피부염으로부터 탈출할 수 있습니다. 따라서 아토피 피부염을 치료하는 가장 적절한 자연치유책은 몸의 혈액순환을 원활히 하고 혈액을 맑게 하며 체력을 보강하여 몸의 자연치유능력을 향상시키는 것입니다.

효소는 우리 몸의 각종 기능을 향상시켜 주며, 특히 면역계와 소화계를 보강하여 자연치유능력을 높여 줍니다. 또한 효소는 외부에서 침입한 병원균을 직접 제거하기도 하고 면역세포로 하여금 병원균을 죽이는 능력을 향상시키게도 합니다. 이 경우 곰팡이나 세균, 바이러스의 침입으로 유발, 악화되는 피부염을 완화시킬 수 있습니다.

또한 효소는 우리가 섭취하는 음식물을 충분히 소화하고 흡수할 수 있게 하여, 음식물의 불완전 소화로부터 생기는 과민 반응에 의한 피부염증을 미리 예방할 수 있습니다. 결국 효소는 혈액순환을 원활히 하여 온몸 구석구석으로 영양물질과 산소를 운반하고 노폐물을 빠르게 제거합니다. 그리고 염증을 일으키는 부분에 직간접적으로 작용하여 염증을 제거하고 죽은 세포조직을 분해하여 빠르게 치유하도록 도와주며 가려움증, 부어오름 등의 증상을 완화시켜 줍니다.

이와 같이 효소는 여러 가지 치유 경로를 통해 아토피 피부염의 증상을 완화하고 근본적인 신체의 신진대사를 원활히 하여 자연치유력을 극대화합니다. 따라서 양방이든 한방이든 치료를 병행하면서 효소를 복용할 경우, 치료기간을 단축하고 치료 효과도 더욱 높일 수 있을 것입니다.

효소치료와 효소제품

·

4장

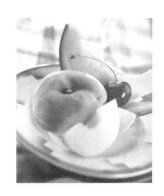

효소를 공급하면 전자제품에 배터리가 재충전되어 제 기능을 하듯이 몸의 기능이 회복됩니다. 따라서 신체 내에 충분한 효소 비축을 위해서 우리는 외부에서 각종 효소를 충분히 공급하는 것이 바람직합니다. 가장 쉽게 공급할 수 있는 방법으로서, 가급적 다량의 신선한 생채소와 주스를 섭취하는 것이 좋습니다. 또한 충분한 수면을 취하고 스트레스를 경감시켜 심신을 새롭게 해야 합니다. 각종 소화효소는 신선한 지방, 탄수화물, 섬유, 곡류, 종자류, 콩류, 과일, 채소, 우유에 많이 들어 있습니다. 소화효소도 적절하게 섭취하면 자가면역질환, 관절염, 다발성경화증을 개선하고 수술 전후에도 긍정적인 효과를 보일 수 있습니다. 또한 효소의 공급은 과다한 혈액응고를 방지하고 혈소판 및 적혈구 점성을 감소시키는 효과도 가지고 있습니다.

4장에서는 효소치료와 함께 효소제품에 대해 다루어 보겠습니다. 낫토와 나토키나아제, 세라펩티다아제, 효소식, 발효액, 소화제 등이 우리가 주변에서 구할 수 있는 효소제품입니다. 우리나라에서 판매되는 소화제에는 효소가 풍부하게 들어 있습니다. 배탈이 나면 소화제를 먹어야겠지만, 만성적으로 소화기에 문제가 있어서 정기적으로 소화제를 섭취할 경우에는 효율적인 복용법이 필요합니다. 우선 식사 시작 시점에 소화제 1캡슐(혹은 1알)을 복용하고 식사 중이나 끝 무렵에 또 1캡슐을 복용하는 것이 좋습니다. 소화장애가 있을 때 효소를 복용하면 식사 후 약 2시간 동안 여러 증상이 경감됩니다. 그러나 소화효소를 복용한 후에도 증상이 지속되면 심혈관질환 위험을 점검해 보아야 하므로 의사와의 상의가 필수적입니다.

치유하는 효소

1. 효소의 흡수

1) 효소의 인체 내 흡수

효소의 섭취와 관련하여, 효소는 소화과정에도 관여하지만 몸속에 흡수되어 다양한 기능을 수행합니다. 일반적으로 효소는 화학반응에 참여하는 촉매로서 반응 전후에 사라지거나 새로 생기지 않는다고 알려져 있습니다. 그러나 실제로 우리 몸속에 존재하는 효소는 땀이나 소변, 대변 등으로 외부로 배출되며 세포 내에서 새롭게 만들어지기도 합니다. 따라서 효소가 섭취한 물질을 분해하는 역할을 마치면 대부분 없어지지만, 일부 효소는 장의 벽을 통해 혈액 중으로 흡수되는 것이 관찰되었습니다. 이렇게 혈액으로 흡수된 효소는 인체의 곳곳을 돌아다니게 됩니다. 이 혈액 내 효소는 다시 췌장에 모여 소화를 위한 기능을 하게 됩니다.

　그렇다면 우리가 먹는 효소는 우리 몸속에서 얼마나 흡수될까요? 〈표 16〉을 보세요. 이 표는 1990년에 독일에서 시판 중인 효소제품의 섭취 시 함량을 기준으로 시행한 실험결과입니다. 이 결과를 보면 섭취하는 효소 중에서 아밀라아제가 44퍼센트로 흡수율이 가장 높고 파파인이 7퍼센트로 가장 낮습니다. 하지만 전반적으로는 20퍼센트 전후의 흡수율을 보이고 있습니다. 이것은 효소가 소화에만 관여하

〈표 16〉효소의 흡수량(1990년)

	섭취량(mg)	흡수량(mg)	흡수율(%)
아밀라아제	10	4.49	44
브로멜라인	45	17.86	39
키모트립신	1	0.16	16
판크레아틴	100	19.03	19
파파인	24	6.90	7
트립신	24	6.90	24

자료: J, Seifert, et al. (1990), Quantitative Untersuchungen zur Resorption von Trypsin, Chymotrypsin, Amylase, Papain and Pankreatin aus dem magen-Darm-Trakt nach oraler Application. *Allgemeinartzt*, 19:132.

여 소화기능을 증진하는 것 이외에도 몸속에 흡수되어 다양한 형태의 치유기능을 할 수 있다는 근거로 볼 수 있습니다.

흡수된 효소의 다양한 작용은 효소의 핵심 기능인 소화와 흡수, 세포의 부활, 혈액 정화, 노폐물의 분해와 배출, 체내 염증의 제거와 항균, 체내 독성의 해독, 면역 증강으로 요약할 수 있습니다. 각 사례별로 자세한 정보를 원하시면 필자의 번역서 『효소영양학개론』을 참고하시기 바랍니다.

효소가 흡수된다면, 효소를 섭취하는 방법도 조금은 달라야 합니다. 미국에서 효소치료를 시작하는 일반 환자들에게 처방하는 효소의 기준을 〈표 17〉에 나타냈습니다. 판크레아틴과 소화효소 혼합물을 처방하였는데, 하루 3번 식사와 함께 그리고 잠자리에 들기 전에 섭취하도록 되어 있습니다. 식사 때 먹는 것은 이해가 되는데, 왜 잠자리 들기 전에 먹도록 했을까요? 그 이유는 효소가 몸속에 흡수되기

〈표 17〉 효소치료를 시작하는 환자들의 효소 처방기준

효소	섭취량	작용
판크레아틴	식사와 함께 하루 3번 300 mg + 잠자리 들기 전	탄수화물과 지방의 소화 + 체지방 분해
소화효소 혼합물 (프로테아제, 아밀라아제, 리파아제)	식사와 함께 + 잠자리 들기 전	탄수화물과 지방의 소화 + 체지방 분해

자료: Anthony J. Cichoke (1999). The Complete Book of Enzyme Therapy: A Complete and Up-to-Date Reference to Effective Remedies. Avery.

위해서는 공복 상태가 좋기 때문입니다. 즉, 식사 전후에 효소를 먹으면 소화기능 증진에 도움이 되고 잠자기 전에 먹으면 몸의 신진대사를 돕게 되는 원리라고 할 수 있습니다.

2) 효소 섭취 시 주의사항

한편 효소를 섭취할 때 효소의 기능을 최대한으로 끌어올리기 위한 주의사항도 있습니다. 다음의 11가지 사항을 잘 지키면 똑같이 효소를 복용한다고 해도 그 효과를 증진시킬 수 있습니다.

효소는 단백질이라서 열과 다른 물질들에 의해 쉽게 기능을 잃을 수 있습니다. 그러니 너무 뜨겁거나 맵거나 짠 음식과 같이 드시지 말기를 바랍니다.

❖ 효소의 기능을 최적화하기 위한 방법

① 가능한 한 신선한 과일과 채소를 원래의 상태로 최대한 많이 먹습니다.

② 많은 양의 마늘과 양파를 먹습니다.

③ 효소저해제를 함유한 음식을 삼갑니다.

④ 알루미늄 조리 기구들을 사용하지 않습니다.

⑤ 소금을 피합니다.

⑥ 정제된 설탕이나 밀가루로 만든 제품을 피합니다.

⑦ 복합탄수화물, 잡곡, 과일, 채소가 포함된 식사를 반드시 합니다.

⑧ 신선하게 짠 주스를 마십니다.

⑨ 지나치게 뜨겁거나 찬 음료, 혹은 음식을 피합니다.

⑩ 식사는 하루에 조금씩 5~6번 먹습니다.

⑪ 커피는 피하고 대신 녹차 등을 마십니다.

3) 효소의 분해와 흡수

단백질과 아미노산의 분해와 흡수에 대한 내용을 읽으신 독자분들은 이쯤에서 '그럼 효소는?'이라는 질문을 당연히 던지게 될 것입니다. 효소를 섭취하면 인체 내에서 분해와 흡수 과정을 겪게 됩니다.

일반적으로 효소는 산도에 민감합니다. 따라서 효소만을 그대로 섭취할 경우, 위액에서 그 활성을 모두 잃게 됩니다. 그러나 적당한 코팅물질이 효소를 감싸서 보호해 준다면(물론 감싸지 않아도 일부 효소는 살아서 장까지 갈 수 있습니다) 효소는 위액에서 살아남아 장까지 도달하게 됩니다. 이러한 효소를 '장용코팅 효소'라고 합니다. 이 기술을 이용하면 효소를 안전하게 보호하여 인체 내에서 흡수될 수 있도록 도와줍니다.

요즘 많이 판매되고 있는 '곡류발효효소'는 곡물의 표면에 미생물을 배양하여 효소를 만든 것으로서, 곡물이 효소를 보호하는 역할을 할 수 있는 개연성이 많이 있습니다. 물론 이 부분은 좀 더 연구가 필요하지만 말이죠.

식물성 혹은 미생물 유래 효소가 인체에 들어가서 어떠한 역할을 하는가에 대한 의문이 있는 것이 사실입니다. 그러나 효소의 중요한 특징 중 하나는, 효소는 그 기능이 유사할 경우 그 구조 혹은 모양도 유사하다는 것입니다. 즉, 미생물인 대장균에서 탄수화물을 분해하는 효소는 우리 몸속에서 탄수화물을 분해하는 효소와 그 기본적인 모양이 거의 같습니다. 같은 사람인데 동양인인지 서양인인지가 다른 것 정도의 차이라고 보시면 됩니다. 따라서 많은 논문들이 식물성 혹은 미생물 유래 효소가 인체 내에서 유익한 기능을 한다는 것을 확인하고 있습니다. 특히 실험실이 아닌 병원에서 임상을 통해 이루어지고 있습니다. 최근 우리나라에서도 이러한 추세에 맞추어 관련 연구가 차근차근 진행 중에 있습니다.

효소의 흡수와 관련된 역사적 연구로는 1964년 밀러(J. M. Miller, 다음 논문 참조)의 연구를 시작으로 많은 논문이 발표되었습니다. 적절하게 장용코팅 처리된(혹은 그와 비슷한 코팅 효과가 있는 물질과 같이 섭취하면) 효소는 소장에서 흡수됩니다. 이 효소는 효소의 종류 혹은 복용량에 따라서 다르지만 평균 10% 이상의 활성을 보존하며 혈액에 머무르게 됩니다. 이렇게 머무르는 효소의 반감기(효소의 활성이 반으로 줄어드는 시간)는 6~9시간으로 알려져 있습니다. 좀 더 학구적인 독자분들을 위해서 관련 논문자료를 정리하여 아래에 실었습니다.

❖ 효소의 인체 내 흡수에 관한 연구논문

동물실험을 통해 세라시아펩티다아제가 동물의 장내에서 흡수되어 혈액 중에서 활성을 나타낸다는 논문입니다. [Moriya, N., Nakata, M., Nakamura, M., Takaoka, M., Iwasa, S., Kato, K., & Kakinuma, A. (1994). Intestinal absorption of serrapeptase(TSP) in rats. Biotechnol Appl Biochem. 20(Pt 1): 101-8.]

동물실험을 통해 나토키나아제가 동물의 장을 통하여 혈액 속으로 흡수됨을 증명하였습니다. [Fujita, M., Hong, K., Ito, Y., Misawa, S., Takeuchi, N., Kariya, K., & Nishimuro, S. (1995). Transport of nattokinase across the rat intestinal tract. Biol Pharm Bull. 18(9): 1194-1196.]

기존의 상식이었던 "효소와 같이 분자량이 큰 단백질은 장에서 흡수될 수 없다"는 사실을 정면으로 반박하는 결과를 최초로 제시한 논문입니다.

치유하는 효소

[Mai, I., Donath, F., Maurer, A., Bauer, S., & Roots, I. (1996). Oral bioavailability of bromelain and trypsin after repeated oral administration of a commercial polyenzyme preparation. European Journal of Clinical Pharmacology. 50(6): 548.]

인간의 내장 상피세포를 통하여 단백질의 투과를 간접적으로 증명한 논문입니다. 19명의 건강한 남자를 대상으로 하여 브로멜라인을 투여하고 이 단백질을 혈액의 혈장에서 면역학적 측정법으로 확인했습니다. [Castell, J. V., Friedrich, G., Kuhn, C. S., & Poppe, G. E. (1997). Intestinal absorption of undegraded proteins in men: presence of bromelain in plasma after oral intake. Am. J. Physiol. 273: G139-G146.]

분자량이 2만 돌턴(분자량을 표현하는 일반적인 단위)이 넘는 프로테아제(브로멜라인과 트립신)가 장에서 흡수되어 의학적 효과를 나타내는 경우는 많이 있으나, 구체적으로 이 효소가 장벽을 통과할 때 효소의 입체적 모양(conformation)이 어떻게 변하는지는 알려져 있지 않습니다. 이중맹검법(처방한 의사와 환자가 모두 실험에 사용한 효소의 종류를 모르게 한다)으로 21명의 건강한 남성을 대상으로 실험하여 최초에 투입한 효소가 혈장에 존재함을 엘리자법(ELISA)과 웨스턴블롯(Western Blot) 실험, 가수분해 활성조사 등을 통해 확인한 논문입니다. [Donath, F., Mai, I., Maurer, A., Brockmöller, J., Kuhn, C.S., Friedrich, G., & Roots, I.(1997). Dose-related bioavailability of bromelain and trypsin after repeated oral administration. Am. Clin. Pharmacol. Therapeutics. 61: 157.]

혈전분해효소의 한 종류인 III-1이 몸속에 흡수된다는 것을 증명한 논문입니다. [Fan, Q., Wu, C., Li, L., Fan, R., Wu, C., Hou, Q., & He, R. (2001). Some features of intestinal absorption of intact fibrinolytic enzyme III-1 from *Lumbricus rubellus*. Biochim. Biophys. Acta. 1526(3): 286-292.]

효소는 자기 자신도 흡수될 뿐만 아니라 다른 물질의 흡수를 돕기도 합니다. 이 논문에서는 브로멜라인 효소와 파파인 효소가 저분자량의 의학용 탄수화물인 헤파린의 흡수를 돕는다는 것을 증명한 논문입니다. [Grabovac, V., & Bernkop-Schnurch, A. (2006). Improvement of the intestinal membrane permeability of low molecular weight heparin by complexation with stem bromelain. Int. J. Pharm. 326(1-2): 153-9.; Grabovac, V., Schmitz, T., Föger, F., & Bernkop-Schnürch, A. (2007). Papain: an effective permeation enhancer for orally administered low molecular weight heparin. Pharm. Res. 24(5): 1001-1006.]

이 논문은 효소가 장에서 흡수되는 과학적 증거에 대한 문헌 고찰입니다. 이제 효소의 인체 내 흡수에 대한 이견은 없습니다. 단지 각 효소별로 얼마나 흡수되는가에 대한 결과가 조금씩 상이할 뿐입니다 [Lorkowski, G. (2012). Gastrointestinal absorption and biological activities of serine and cystein protease of animal and plant origin:

Review on absorption of serine and cystein proteases. Int. J. Physiol. Pathophysiol. Pharmacol. 4(1): 10-27.]

이 밖에 중요한 효소의 흡수에 관하여 역사적으로 중요한 참고문헌으로는 다음과 같은 것이 있습니다.

Miller, J. M., & Opher, A. W. (1964). The Increased Proteolytic Activity of Human Blood Serum After the Oral Administration of Bromelain. Experimental Medicine ane Surgery. 22(4): 277-280.

Barrett, A. J., & Starkey, P. M. (1973). The interaction of alpha 2-macroglobulin with proteinases. Characteristics and specificity of the reaction, and a hypothesis concerning its molecular mechanism. Biochemical Journal. 133(4): 709-724.

Yoshida, K. (1983). Sfericase, a novel proteolytic enzyme. International Journal of Clinical Pharmacology, Therapy, and Toxicology. 21(9): 439-446.

Umemura, K. (1984). The absorption, distribution, metabolism, and excretion of 125I-labeled sfericase in rats. International Journal of Clinical Pharmacology, Therapy, and Toxicology. 22(1): 7-12.

Kolac, C., Streichhan, P., & Lehr, C. M. (1996). Oral bioavailability of proteolytic enzymes. European Journal of Pharmaceutics and Biopharmaceutics. 42(4): 222-232.

Libicky, A., & Nouza, K. (1996). Systemic enzyme therapy. Ceska-Slov-Farm. 45(2): 51-57.

Bock, U., Kolac, C., Borchard, G., Koch, K., Lehr, C. M., & et al. (1998). Transport of Proteolytic Enzymes Across Caco-2 Cell Monolayers. Pharmaceutical Research. 15(9): 1393-1400.

Bernkop-Schnürch, A., Valenta, C., & Daee, S. M. (1999). Peroral polypeptide delivery. A comparative in vitro study of mucolytic agents. Arzneimittelforschung. 49(9): 799-803.

Metzig, C., Grabowska, E., Eckert, K., Rehse, K., & Maurer, H. R. (1999). Bromelain proteases reduce human platelet aggregation in vitro, adhesion to bovine endothelial cells and thrombus formation in rat vessels in vivo. In Vivo. 13(1): 7-12.

Bernkop-Schnürch, A., Giovanelli, R., & Valenta, C. (2000). Peroral administration of enzymes: strategies to improve the galenic of dosage forms for trypsin and bromelain. Drug Development and Industrial Pharmacy. 26(2): 115-121.

Lauer, D., Muller, R. Cott, C., Otto, A. Naumann, M., & Birkenmeier, G. (2001). Modulation of growth factor binding properties of alpha2-macroglobulin by enzyme therapy. Cancer Chemother Pharmacol. 47(Suppl): S4-S9.

Maurer, H. R. (2001). Bromelain: biochemistry, pharmacology and

치유하는 효소

medical use. Cellular and Molecular Life Sciences. 58(9): 1234-1245.

Wu, C., Li, L., Zhao, J., Fan, Q., Tian, W. X., & He, R. Q. (2002). Effect of alpha2M on earthworm fibrinolytic enzyme III-1 from Lumbricus rubellus. International Journal of Biological Macromolecules. 31(1-3): 71-77.

보다 자세한 공부를 원하시는 분은, 유럽 지역에서 이루어진 연구결과를 모아 놓은 가드너(Michael L. G. Gardner)와 슈테펜스(Klaus-Jürgen steffens) 편저 『섭취한 효소의 흡수(Absorption of Orally Administered Enzymes. Springer-Verlag. 1995)』를 참고해 주세요.

최근에는 더욱 다양한 형태의 효소흡수 연구가 진행 중인 것으로 알고 있습니다. 아직 국내의 효소시장은 시작 단계라서 연구에 관심을 가지는 회사가 별로 없는 것이 사실입니다만, 점차로 좋은 제품을 생산하는 회사가 늘어나면서 연구결과도 늘어날 것으로 판단됩니다.

4) 효소대체요법(enzyme relacement therapy, ERT)

효소대체요법(ERT)은 인체에 부족하거나 없는 효소를 대체하는 의학적 치료입니다. 일반적으로 관련 질병을 앓고 있는 환자에게 효소가 포함된 용액을 정맥 내(IV) 주입하여 수행됩니다. ERT는 현재 고서

병, 파브리병, MPS I, MPS II(헌터증후군), MPS VI 및 폼페병과 같은
일부 리소좀 저장 질환에 사용하고 있습니다.

❖ **파브리병(Fabry disease)**

희귀질환인 '파브리병'은 리소좀 효소 알파-갈락토시다아제 A(α-galactosidase A)의 결핍 및 부족으로, 세포 내 당지질인 GL-3이 쌓여 발생하는 진행성 리소좀 축적 질환(Lysosomal Storage Disorders: LSD)입니다. 세포 내 존재하는 리소좀은 가수분해효소를 지니고 있어 세균 등의 이물질 소화에 중요한 역할을 합니다. 그래서 파브리병 환자는 GL-3 축적에 따라 눈, 심장, 신장, 피부 등 전신에 여러 임상 증상을 나타냅니다. 구체적으로 살펴보면, 전형적인 파브리병의 초기 증상으로는 손과 발이 타는 듯한 통증, 복부 통증, 각막 혼탁, 발한 장애 및 혈관각화종 등이 있습니다. 파브리병 환자의 약 40~60퍼센트가 좌심실 비대, 부정맥, 협심증 등의 심장 관련 질환을 겪으며, 10대에서 20대 사이에 미세알부민뇨와 단백뇨로 신장 손상이 나타납니다. 이 외에도 두통과 현기증, 일과성 허혈 발작, 허혈성 뇌졸중 등의 뇌혈관 질환이 나타납니다.

2. 효소의 효과-치유 사례

시중에는 여러 가지 형태의 효소식품이 있습니다. 대표적으로 하드 캡슐 혹은 정 형태의 제품, 그리고 씹어 먹는 식품 형태의 제품, 액체 형태의 제품이 있습니다. 이 중에서 액체 형태의 제품은 보관 및 섭취에 주의를 기울여야 합니다. 아무래도 효소가 액체와 닿으면 그 성질이 쉽게 변하니까요. 가장 안전한 형태의 제품은 하드캡슐 혹은 정 형태의 제품이고, 씹어서 드시는 제품도 비교적 오랫동안 안정적으로 보관할 수 있습니다.

또한 좋은 효소제품을 선택하는 1가지 기준은 제품의 라벨을 꼼꼼히 확인해 보는 것입니다. 제품의 박스 혹은 설명서에 효소의 종류와 활성이 표기되어 있다면 일단 믿을 수 있는 제품입니다. 적어도 3가지 이상의 효소(아밀라아제, 프로테아제, 리파아제 혹은 셀룰라아제)가 수십에서 수백 단위(IU) 포함되어 있다면 더할 나위가 없겠지요.

그럼 이제 효소를 섭취하면 어떤 효과가 있는지 실제 사례를 들어 이야기해 보겠습니다.

이 실험은 2010년 가을, 서울의 A병원에서 효소와 유산균을 가지고 진행한 가임상(본격적인 실험을 하기 전에 하는 간이실험)의 결과로서 무척 흥미로운 내용을 발견할 수 있습니다. 하루 3번씩 혼합유산균(*Lactobacillus acidophilus/Bifidobacterium longum/Enterococcus faecium* 등) 100억 마리 캡슐 450밀리그램 하나씩과 올리고당(프락토올리고당과 갈락토올리고당을 합쳐 하루 2그램), 그리고 효소(혼합아밀라아제/인버타아제 혼합물, 혼합 프로테아제 혼합물, 파파인, 브로멜라인, 리파아제가 포함된 혼합물로서 하루 150밀리그램 이상 복용하였으며 구체적인 역가는 알릴 수 없습니다)를 식사 시 3회, 취침 전 1회 복용하였습니다.

대부분의 시험군에서 일주일 내로 변의 색이 황갈색으로 변하였으며 한 달 이후 위의 더부룩함이 개선되었습니다. 2개월 후부터는 혈류 속도가 개선됨을 관찰할 수 있었습니다. 손톱 위의 세포를 촬영하는 소형 카메라를 이용하여 모세혈관을 통과하는 혈류 속도를 상대적으로 측정할 수 있었습니다.

이 중에서 29세의 여자 환자의 경우 만성변비, 식욕 저하, 손발 차가움, 하체부종 등으로 고생하고 있었는데 3개월 후 변비가 해소되고 식욕이 증가하였으며 손발이 따뜻해지고 하체부종이 개선되었습니다. 54세의 남성 환자는 극심한 변비와 소화장애, 손바닥 각질 일어남, 탈모, 잇몸 출혈 등으로 고생하고 있었는데 3개월 후 배변과 피부가 좋아졌으며 소화장애가 개선되었습니다.

57세의 여성 환자는 만성피로와 골반 통증, 무기력증, 소화장애, 높은 콜레스테롤 수치 등으로 어려움을 겪다가, 효소와 유산균 치료를 통하여 만성피로가 해소되고 소화장애가 개선되었으며 콜레스테롤 수치가 정상 범위로 돌아오게 되었습니다.

위에서 언급한 환자들 외에 많은 분들이 실제로 효소와 조효소인 유산균의 도움으로, 잃었던 건강을 되찾는 경험을 했습니다. 지난 15년간 필자가 파악한 효소 복용 사례를 살펴보면 고혈압, 당뇨, 염증성 질환, 변비, 뇌질환 및 신경질환, 소화기질환, 알레르기 및 피부질환,

〈표 18〉 임상실험용 효소유산균 제품에 포함된 성분과 효과

① 프로바이오틱 유산균 (1회 복용 시 100억 마리 이상)

유산균 성분	효과
락토바실러스 애시도필러스 (*Lactobacillus acidophilus*)	위장관 기능 개선(improved gastrointestinal function) 면역기능 증진(boosted immune system) 질 효모 감염 감소(decrease in the frequency of vaginal yeast infections) 소화기능 장애와 설사 완화(relief from ingestion and diarrhea) 식중독 대장균의 감소(reduction of Escherichia coli O157:H7) 혈청 콜레스테롤의 감소(reducing serum cholesterol level) 장내균총의 회복(recovered normal intestinal flora) 변비의 감소(reduction of constipation) 높은 항산화 활성(antioxidant effect)
비피도박테리움 롱굼 (*Bifidobacterium longum*)	장내 조건의 개선(improvement of intestinal condition) 면역 조건의 개선(improvement of immune condition) 감염 억제(protection of infection) 항암(anticancer) 설사 방지(protection of diarrhea) 변비 방지(protection of constipation) 골다공증 방지(protection of osteoporosis) 높은 항산화 활성(antioxidant effect) 장 병변 감소(reducing colonic lesions)
엔테로코커스 패슘 (*Enterococcus faecium*)	혈청 콜레스테롤의 12퍼센트 감소(reducing serum cholesterol level) 장내 미생물 효소활성의 감소를 통한 간의 무독화(liver detoxification) 면역기능 향상 효과(immunostimulatory effect) 병원균과 감염으로부터 보호(defend against pathogens and infections) 장벽에 부착(ability to adhere to intestinal walls)

② 프리바이오틱 올리고당 (효과범위 2~3그램/일)

성분	효과
프락토올리고당 (*Fructooligosaccharide, FOS*)	장 전체와 간기능 개선(improve bowel and liver function) 혈중 콜레스테롤과 고혈압 감소(reduce blood cholesterol and 　blood pressure) 장내 미생물 조절(regulating the activities of intestinal bacteria) 분변 내 비피더스균 증식(growth of fecal bifidobacteria) 결장암 예방(prevention of colon carcinogenesis) 단백질 소화와 미네랄 흡수 개선(effect of protein digestibility and 　mineral absorption)
갈락토올리고당 (*Galactooligosaccharide,* *GOS*)	비피더스균 증대(stimulation of growth of bifidobacteria) 칼슘 흡수 증대(improvement of calcium absorption) 변비 개선(relief of constipation) 장 전체와 간기능 개선(improve bowel and liver function) 고지혈증에 효과(effect on elevated triglyceride level) 당뇨에 효과(diabetes) 수술 전후 건강에 효과(pre-and post-surgery health)

③ 효소제 (함량은 혼합물로서150밀리그램/일)

성분	효과
혼합 아밀라아제 (인버타아제 혼합물, amylase blend)	전분과 글리코겐을 분해하여 저분자 덱스트린으로 변환시킨 후 궁극적으로 포도당으로 변환시켜 영양분을 공급함. 췌장염 환자 의 경우 아밀라아제와 리파아제를 처방약으로 하여 처방함. 일반 적으로 소화기능이 떨어진 환자의 경우 반드시 필요한 효소임
혼합 프로테아제 (protease blend)	단백질 음식의 분해, 소화정장(protein digestion and absorption) 항염기능(anti-inflammation) 구강, 혀 청정 기능(reduction of tongue coating) 면역기능 회복(natural immune system) 혈전 제거(fibrinolytic and thrombolytic activity) 상처 치유(enhanced healing of wounds) 항산화기능(scavenging of circulating oxidized proteins)
파파인(papain)	육류 단백질 분해(meat tenderizer) 각막 상처 치유(prevent cornea scar deformation) 부종, 폐수종, 염증 치유(used to treat edemas, inflammatory 　process)

성분	효과
파파인(papain)	소화제용 의약제재(indigestion medicine)
브로멜라인(bromelain)	단백질 소화(protein digestion) 감염 감소(reduce inflammation) 항바이러스 효과(anti-viral properties) 면역증진기능(immune influencing properties)
리파아제(lipase)	지방 분해(fat degradation) 설사 예방(reduction of diarrhea) 지방산 보충(essential fatty acid) 건강한 피부(healthy skin) 혈액응고시간 감소(reducing blood clotting time) 육류 단백질 분해(meat tenderizer) 각막 상처 치유(prevent cornea scar deformation) 부종, 폐수종, 염증 치유(used to treat edemas, inflammatory process) 소화제용 의약제제(indigestion medicine)

심장질환의 개선에 효소가 무척 중요한 역할을 하였음을 확인하였습니다.

3. 치료효과를 나타내는 20가지 핵심 효소

다양한 치료효과를 나타내는 효소 중에서 대표적인 20가지 효소에 대해 아래에 간략히 설명했습니다.

① 파파인(papain)

파파야로부터 얻어지는 파파인은 각막 손상을 방지하고 해파리나 곤충에게 물린 곳을 치료할 때에 쓰입니다. 또한 단백질의 일종인 글루텐 알레르기를 치유하는 데에도 쓰이고 부상당한 부분을 치료하는 것을 돕기도 합니다.

② 판크레아틴(pancreatin)

판크레아틴은 동물(주로 돼지의 췌장)로부터 얻어지는 것으로서 단백질, 지방, 탄수화물을 모두 분해할 수 있는 기능을 가진 특이한 효소입니다. 판크레아틴은 여러 가지 단백질분해효소와 핵산을 함유하고 있습니다. 이 효소는 췌장기능 저하나 소화장애를 치유하는 데에도 사용되고, 폐를 비롯한 여러 세포에 큰 문제를 유발하는 낭포성섬유증(囊胞性纖維症, cystic fibrosis)을 앓고 있는 아이들을 치유하는 데에도 사용됩니다.

③ 트립신(trypsin)

황소의 췌장에서 얻어지는 것으로서 세포 괴사를 치유하고 궤양을 치유하고 농양 및 혈종을 치유하는 데에도 사용됩니다. 부상이나 감염 부위에 대한 치유 속도를 증가시키기도 하고 수막염을 치유하는 데에도 사용됩니다.

④ 키모트립신(chymotrypsin)

황소와 돼지의 췌장으로부터 얻어지는 키모트립신은 아미노산을 함유한 물질을 분해하는 기능을 합니다. 치과에서 발치하기 전과 후에 사용되며 백내장 수술에도 사용됩니다.

⑤ 브로멜라인(bromelain)

파인애플의 줄기로부터 얻어지는 브로멜라인은 황화합물로서 권투선수에게 많이 생기는 혈종과 얼굴 부종, 수술 후 감염을 억제하는 데 사용합니다.

⑥ 프로테아제(protease)

동물, 식물, 미생물로부터 얻어지는 프로테아제는 단백질을 분해하여 아미노산으로 전환시킵니다. 프로테아제는 소화보조제로서 사용되며 일부 만성 혹은 급성 질환에도 사용됩니다.

⑦ 아밀라아제(amylase)

동물, 식물, 미생물로부터 얻어지는 아밀라아제는 그 기능을 발휘하기 위해서 칼슘을 필요로 합니다. 아밀라아제는 전분, 글리코겐 등에 작용하며 다른 효소들과 함께 소화제로 사용합니다.

⑧ 리파아제(lipase)

칼슘 이온을 필요로 하는 리파아제는 여러 다양한 원료로부터 얻어지며 중성지방을 지방산과 글리세롤로 분해합니다. 리파아제는 판크레아틴을 포함한 치료에 있어서 그 치유 효능을 증진시킵니다.

⑨ 락타아제(lactase)

효모와 곰팡이로부터 얻어지는 락타아제는 우유를 먹고 설사하는 사람들을 치유하는 효과가 있는 소화제입니다.

⑩ 셀룰라아제(cellulase)

곰팡이에서 유래된 셀룰라아제는 식물성 음식의 섬유소를 분해하여 섬유소와 시리얼의 글루칸(glucan)을 분해하여 소화를 증진시킵니다.

⑪ 염증을 완화하는 프로테아제인 '세라시오펩티다아제'

약국에서 판매되는 약품 가운데 소화제를 제외하고 또 효소가 들어 있는 제품이 있다는 사실을 알고 있는지요? 처방전이 필요한 의약품 가운데 단백질을 분해하는 소염 효소제품으로, 세라시오펩티다아제(serratiopeptidase)가 있습니다.

⑫ 우로키나아제(urokinase)와 스트렙토키나아제(streptokinase)

우로키나아제의 다른 이름은 '피브린 용해효소 부활제'입니다. 1947년 사람의 소변에서 발견된 프로테아제로서, 혈장에 존재하는 플라스미노겐을 활성화하고 플라스민 형성을 촉진하는 작용을 하여 각종 혈전증과 색전증 치료에 사용되며, 마이토마이신 C 등의 제암제와 병용해서 사용합니다. 한편, 스트렙토키나아제는 다른 키나아제와 유사한 프로테아제의 일종으로서 심장벽 동맥의 혈전을 녹이는 기능을 합니다. 플라스미노겐이 플라스민으로 전환되는 것을 돕습니다. 생성된 플라스민은 섬유용해 기능(fibrolytic)을 합니다. 심장마비 혹은 심근경색(myocardial infarction)에 사용되며, 심장마비가 발생할 경우 바로 투여합니다.

⑬ 나토키나아제(nattokinase)

이 효소는 낫토균이 콩을 발효하면서 분비하는 효소입니다. 청국장이나 낫토에 많이 포함되어 있습니다. 이 효소를 섭취하면 혈전을 녹이는 효소인 플라스민과 프로우로키나아제를 활성화합니다. 혈전용해를 방해하는 플라스미노겐 활성저해제인 PAI-1의 양을 줄이기도 합니다. 이 2가지 작용으로 심혈관질환을 유발할 수 있는 혈전을 녹여 없앱니다. 혈전을 제거하는 효과가 알려지면서 심혈관질환 예방을 위해 사용하고 있습니다. 저녁식사 직후 또는 잠자리 들기 직전에 먹는 게 좋으며, 권장 섭취량은 2,000FU(혈전용해효소 활성단위)입니다.

⑭ 프로락타자임(prolactazyme)

프로락타자임 효소는 우유 등의 유제품을 잘 소화하지 못하는 유당불내증(lactose intolerance) 환자들에게 사용합니다. 프로락타자임은 위에서 유당분해효소인 락타아제(lactase)의 생산을 돕는 전구효소(proenzyme)입니다. 전 세계 성인 인구의 약 75퍼센트가 유당불내증으로 고생하고 있어, 앞으로 그 수요가 무척 늘어날 것으로 예상됩니다.

⑮ 베타락타마아제(beta-lactamase, β-lactamase)

베타락타마아제는 항생제의 일종인 페니실린(penicillin) 알레르기를 치료하기 위해 사용하는 효소입니다. 페니실린은 베타-락탐 구조를 가진 물질로서, 그 화학구조의 불안정성으로 인체 내에서 항원을 형성합니다. 이렇게 형성된 항원이 면역반응을 일으켜 다양한 알레르기 반응을 보이게 됩니다. 이 베타락타마아제 효소는 페니실린을 페니실리오에이트(penicillioate)로 변환시켜, 항원이 형성되는 것을 방해합니다.

⑯ 아글루세라아제(aglucerase)

아글루세라아제는 제1형 고서병(Gaucher's disease type I)의 치료에 사용하는 효소로서 일종의 효소치환치료(enzyme replacement therapy)에 사용됩니다. 고서병(Gaucher's disease)은 유전성 대사질환의 일종으로, 글루코세레브로시다아제(glucocerebrosidase)를 암호화하는 유전자의 돌연변이로 발생합니다. 이러한 돌연변이는 대식세포로 불리는 면역세포에서 글루코세레브로사이드(glucocere-broside)라 불리는 물질이 비장, 간, 림프에 축적되게 만듭니다. 비장의 비대화로 피로, 빈혈, 혈소판 감소의 증상이 나타나며, 뼈를 침범하여 통증, 고관절, 어깨와 척추 뼈의 함몰 등이 나타납니다. 아시케나지 유대인(Ashkenazi Jews)에게서 특히 많이 나타나는 것으로 알려져 있지만, 현재는 모든 민족에게 나타납니다. 1형, 2형, 3형으로 구분되며, 유형에 따라 증상과 발병 연령에 차이가 있습니다.

⑰ 아스파라기나아제(asparaginase)

아스파라기나아제는 급성소아백혈병(acute childhood leukemia) 치료에 사용되는 효소로서, 아미노산인 아스파라긴과 관련된 암세포의 성장을 억제하는 활성을 가지고 있습니다. 암세포가 AAL 효소(aspartate-ammonia ligase)가 부족하면 아스파라긴을 합성하지 못합니다. 이 원리를 이용하여 아스파라기나아제가 혈액 중의 아스파라긴의 양을 감소시키는 역할을 합니다. 최근에는 이 효소에 폴리에틸렌글리콜(PEG)을 결합시킨 효소가 개발되어 효소의 부작용을 많이 줄인 제품도 나오고 있습니다. 아스파라기나아제처럼 암세포의 증식을 억제하거나 암세포를 분해하는 효소를 암세포분해효소(oncolytic enzyme)라고 하며, 최근 본격적인 연구가 진행되고 있습니다.

⑱ 콜라게나아제(collagenase)

콜라게나아제는 인체 내에 존재하는 콜라겐을 분해하는 효소를 말합니다. 세포 안과 밖의 죽은 세포나 조직을 제거하는 역할을 합니다. 이 원리를 이용하여 피부궤양(skin ulcer)을 치료하는 데 사용됩니다. 피부궤양은 염증, 괴사로 인해 상피가 탈락하여 조직 표면이 국소적으로 결손되거나 함몰되는 것을 말하며, 모낭염과는 다릅니다. 피부궤양이 발생하는 이유는 초기에 발생한 염증이 계속 진행되거나 조직으로 산소 및 영양분의 공급이 원활하게 이루어지지 못하기 때문입니다. 대부분 수술 등의 외과적 치료가 사용되며, 이때 추가적으로 콜라게나아제 효소를 사용하면 도움을 받을 수 있습니다.

⑲ 핵산분해효소(DNAse와 RNAse)

낭포성섬유증(cystic fibrosis)이라는 질병은 염소 수송을 담당하는 유전자에 이상이 생겨 신체의 여러 기관에 문제를 일으키는 선천성 질병입니다. 이 질병이 있는 환자들은 기본적으로 폐와 이자 등에 있는 점막 생성 세포의 결함을 가지고 있습니다. 체내에서 점액이 너무 많이 생산되어 폐와 이자에 문제가 발생하기 때문에 소화효소가 소장에 도달할 수 없습니다. 잦은 감염, 당뇨병, 간질병 등의 증상이 나타나며, 주로 백인에게 많이 나타나는 것으로 알려져 있습니다. 치료는 점막을 얇게 하거나 감염의 위험을 줄이는 것을 목적으로, 이 질병을 일으키는 CFTR 유전자를 정상 유전자로 치환하는 유전자치료법과, 효소를 공급해 주는 효소치료법이 연구되고 있습니다. DNAse는 효소치료법에 사용되는 효소의 일종으로, 점액에 포함되어 있는 DNA 조각을 분해하는 작용을 합니다. 낭포성섬유증은 점액에 포함된 DNA가 증상을 일으키는 주요 원인 중의 하나이므로, 점액 내의 DNA를 제거하면 증상을 완화시키는 데 도움을 받을 수 있습니다. 한편, 또 다른 핵산분해효소인 RNAse는 리보핵산을 분해하여 바이러스를 제거하는 데 도움을 주어 항바이러스 치료(antiviral therapy)에 사용될 수 있습니다.

⑳ 우리카아제(uricase)

통풍(gout)은 대표적인 대사질환의 하나로, 퓨린(purine) 대사의 최종 산물인 요산이 혈액 내에 남아 농도가 높아지는 고요산혈증(hyperuricemia)으로 인해 발생합니다. 바람만 스쳐도 통증이 있다고 해서 통풍이라고 불립니다. 통풍은 주로 중년 이상의 남성에게 많이 발행하는데, 근래에 발생 빈도가 증가하고 발병 연령이 낮아지고 있습니다. 단백질 위주의 서구화된 식생활과 환경적 요인, 그리고 스트레스 등 내인성 요인도 중요한 원인으로 보입니다. 우리카아제 효소는 요산이 알라토닌(allatonin)으로 전환되는 것을 촉매하여 통풍 증상을 완화하는 작용을 합니다.

최근 미국 등지에서 기적의 효소로 알려져 있는 세라펩타아제 (serrapeptase)에 관한 소식을 듣게 되었습니다. 효소치료에 널리 사용되는 효소인 세라펩타아제는, 단백질분해효소인 프로테아제의 일종으로서 인체 내에 돌아다니면서 건강을 해치는 죽은 세포조직을 소화분해하여 없애고, 응혈(凝血)과 낭종(囊腫)을 풀어 주고, 동맥 내벽의 플라그를 소화분해하여 콜레스테롤 수치를 낮출 수도 있고 또한 혈관 관계 질환 해소에 도움을 줍니다.

또한 인체 내 각종 염증을 소화분해함으로써 관절염과 같은 염증에서 오는 통증을 빨리 완화하고 치료해 주는 효과가 뛰어나 최근 건강기능식품 혹은 의약품으로 새롭게 조명되고 있습니다.

근래 독일의 내과의사인 한스 니퍼(Hans Nieper) 박사는, 심장의 관상동맥질환이 있는 환자를 치료하기 위해 이 효소를 사용했습니다. 이 효소가 동맥 내벽의 플라그를 없애 주는 데 아주 빠르고 효과적으로 작용함이 밝혀졌으며, 결국 세라펩타아제가 뇌졸중을 예방하는 효과가 크다는 것이 알려졌습니다. 또한 이 효소는 응혈을 풀고 혈액의 흐름을 도와주어, 정맥이 수축되고 줄어드는 현상을 해소했습니다. 일반적으로 다리 뒤에 생기는 푸른 핏줄이 튀어나오는 현상(정맥류)을 줄여 주는 데에도 큰 효과가 있음을 알아냈습니다.

또한 세라펩타아제는 천연 소염작용을 하는 효소로 잘 알려져 있습니다. 사실 이 효소는 건강식품으로 인식되기 전에 의약품으로 알려져 있었습니다. 의약품은 그 명칭이 조금 다른데, 세라시오펩티다아제라고 합니다. 단백질분해효소를 프로테아제라고 하는데, 프로테아제와 펩티다아제는 같은 명칭이라고 보시면 됩니다. 즉, 펩티다아제가 단백질분해효소인 셈이지요.

이 의약품의 용도는 '단백분해 소염효소제'입니다. 처방전이 필요한 의약품으로서 수술 후 또는 외상으로 인해 발병하는 염증의 소염, 부비강염, 울혈성 유방, 방광염, 부고환염, 기관지염, 기관지 천식, 폐결핵 등의 객담객출부전, 마취 후의 객담객출부전 등에 사용할 수 있습니다. 혈액응고 이상환자와 중증의 간장애, 신장애 환자에게는 유의하여 투여한다고 알려져 있습니다.

그렇다면 이 효소는 어디에서 발견되었을까요? 이 효소는 미생물에서 생산됩니다. 그런데 재미있게도 이 미생물은 누에고치의 내장에 사는 미생물입니다. 누에고치는 비단 혹은 실크(silk)라고 알려져 있는 섬유를 생산하는 벌레인데, 누에고치의 먹이는 뽕나무 잎입니다. 이 뽕잎은 다른 나뭇잎에 비해서 단백질 성분이 풍부합니다. 그래서 이 뽕잎을 먹고 소화시키려면 단백질분해효소가 필요합니다. 바로 이런 이유로 누에고치의 내장에는 단백질분해효소를 생산하는 미생물이 많이 서식하는 것입니다. 이 미생물 중에 세라시아 E15(Serracia E15)라는 효소생산량이 많은 미생물을 선별하여, 효소를 생산하는 데 사용합니다. 물론 지금은 유전공학적 기법을 이용하여 좀 더 쉽게 효소를 생산하게 되었습니다.

그런데 효과가 좋은 효소라 할지라도 그냥 복용하면 위를 통과할 때 위산에 의해서 많은 성분이 파괴되기 때문에 특수코팅(special enteric-coated)된 제품을 사용하는 것이 효소가 장까지 무사히 도달하여 흡수되는 데 효과적입니다. 그래서 현재 판매되고 있는 이 효소들은 모두 장용코팅된 제품이라고 할 수 있습니다.

최근의 다른 연구에 의하면 세라펩타아제가 염증을 줄여 주는 데 효과가 아주 크며, 몸이 붓고 수분이 몸에 과다하게 축적되는 것을 예방하는 효과도 높다고 하였습니다. 염증을 줄여 주는 효능 외에 염증으로 인해 생기는 통증도 줄여 줍니다. 그것은 염증이 있는 세포조직에서 통증을 유발시키는 아민(amine, 1~2개 또는 3개의 탄소들과 결합한 질소를 가지고 있는 유기화합물)이라는 성분의 분비를 막아 주기 때문입니다. 오늘날 여러 지역의 의사나 전문가들이 천연 소염제인 이 성분을 이부프로펜(ibuprofen) 등의 소염약 대신 치료제로 대용하는 데 점차 인식을 같이하고 있습니다.

독일과 다른 유럽 여러 나라에서는 이 효소가 소염제와 붓기를 감소시키는 제품으로 일반화되었습니다. 유럽의 한 의사가 환자들을 대상으로 실험한 바에 의하면, 수술 후 환자에게 이 효소를 복용시킨 결과 복용하지 않은 환자에 비해서 50퍼센트 정도 붓기가 감소하였으며 통증이 빨리 사라지는 것을 알아냈습니다. 이 효소는 지속적으로 섭취하여도 위장에 부작용이 없고, 프로스타글란딘(prostaglandin)의 억제 효과가 없어서 인체 내 부작용이 무척 적습니다. 이 효소를 얼굴이나 피부 등에 바르면 흉터를 제거하기도 해서 앞으로 화장품에도 사용할 수 있을 것으로 기대하고 있습니다.

❖ 세라펩타아제의 효능

① 각종 상처의 염증을 줄여 주고 세포조직의 재생을 도와줍니다.

② 통증을 유발시키는 물질의 분비를 억제함으로써 염증으로부터 오는 통증을 줄일 수 있습니다.

③ 이 효소가 혈액이 응고할 때 생기는 섬유 모양의 단백질인 피브린, 그리고 다른 죽고 상한 세포를 정상 세포에 아무런 해가 없이 분해하여 주는 역할을 하여 혈관 관계 질환에 안전하게 사용할 수 있습니다.

④ 체내 중금속과 같은 독성물질의 제거를 도와주어 면역 강화에 도움이 되며 상처의 빠른 치료와 회복에 도움이 됩니다.

결국 이 세라펩타아제는 혈액 내에 존재하는 단백질성 항염물질이나 죽은 세포를 제거하는 역할을 합니다. 따라서 청국장 혹은 낫토에 포함된 나토키나아제와 상호협력적인 작용을 한다고 볼 수 있습니다. 콩의 단백질을 분해하는 효소인 나토키나아제와 뽕잎을 분해하는 세라펩타아제가 결합되면 우리의 피를 더욱 맑고 깨끗하게 할 수 있을 것입니다.

4. 효소제품

효소는 활성 생촉매로서 인체 내 모든 생화학반응의 속도를 촉진하는 단백질을 가리킵니다. 전통적인 방법으로 제조하는 발효액 혹은 발효식품에는 유용 미생물이 분비하는 효소의 작용으로 생성된 많은 생리활성 물질이 있습니다. 우리 선조들은 경험적으로 발효식품의 우수성을 알고 식생활에 적용하며 살아왔습니다.

최근에는 생물공학의 발달로 식물 혹은 동물에서 유래하는 다양한 효소를 대량으로 얻는 것이 가능해지고 있습니다. 또한 분자생물학과 생물공정공학의 발전으로 인하여 다양한 미생물을 무균적으로 배양하면서 효소를 생산할 수 있는 방법이 개발되고 있으며, 이러한 기술은 효소의 생산량과 단가 하락이라는 장점과 더불어 다양한 측면에서 효소의 활용을 가능하게 했습니다. 가장 대표적인 효소 적용 분야는 식품 분야로서 전분 혹은 단백질 원료를 가공하여 인체에 유익한 가공식품을 제조하는 데 사용하고 있습니다.

1) 효소제품의 구분

시중에 구입할 수 있는 효소제품은 유형별로 고농축 효소캡슐 제품, 곡물효소 발효제품, 액상효소 발효액 등으로 구분됩니다. 〈그림 8〉

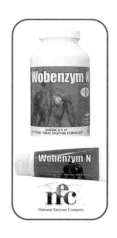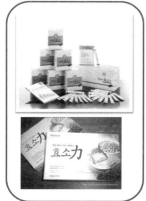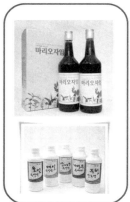

〈그림 8〉 대표적인 효소제품 분류

을 보시면 왼쪽부터 고농축 효소캡슐 제품, 분말 제품, 액상효소 발효액순입니다. 이 제품들은 모두 제각기 제품의 특징과 용도가 다릅니다. 따라서 병의 치유가 목적인지 병의 예방이 목적인지, 아니면 단순한 영양 공급과 체질 개선이 목적인지를 분명히 하여 목적에 맞는 제품을 선택하는 것이 바람직합니다.

효소제품은 모양에 따라 하드캡슐형, 정제형, 과립형, 그리고 액상형으로 크게 4가지로 나눌 수 있습니다. 가장 보관이 용이한 것은 하드캡슐형과 정제형입니다. 씹어 먹는 과정에서 타액과 섞이기 때문에 소화흡수가 용이한 것은 과립형 제품입니다. 흔히 '효소액'이라고 부르는 액상 형태의 발효액의 경우는 보관에 주의해야 합니다. 효소는 액체와 접촉하면 성질이 쉽게 변하기 때문입니다. 효소는 단백질이므로 열이나 기타 외부 환경에 무척 취약합니다. 따라서 효소활성

❖ 효소안정화 기술의 진보

① 1960년대

동물에서 유래한 판크레아틴 효소분말을 부형제와 섞어 둥글넓적한 모양의 정제 형태로 압착하여 찍은 형태가 최초로 개발되었습니다. 효소의 양이 상대적으로 무척 적었습니다.

② 1990년대

산성 환경에서 안정한 식물 혹은 미생물 유래 효소분말을 캡슐에 넣어 고농도로 섭취하는 것이 가능해졌습니다.

③ 2000년대

일부가 장용코팅된 효소분말을 캡슐에 담아 효소의 안정성을 극대화하였으며 적은 양의 효소로도 치료효과를 나타내도록 고안되었습니다.

④ 2010년 이후

완전히 장용코팅된 효소를 액상의 젤캡슐에 넣은 제형이 개발되어, 동일한 효과를 내는 데 사용되는 효소의 양을 무척 감소시켜, 효과는 높이고 부작용은 줄이는 제품이 출시되었습니다.

을 유지하기 위한 효소안정화 기술이 효소치료의 발전에 무척 중요한 역할을 합니다. 효소안정화 기술은 효소제품이 개발된 이래로 4차례의 커다란 진보를 이루었습니다.

실제 2010년 이후 개발된 장용코팅된 액상 젤캡슐 제품의 경우 효소제품의 유통기한 동안 효소활성의 감소가 거의 없다는 것이 증명되었습니다. 최초의 효소활성이 100퍼센트라고 할 때 수개월 후에는 87~97퍼센트의 효소활성을 유지하는 것을 알 수 있었습니다.

효소의 활성은 '단위(영어로 unit)'라고 표현하는데, 나라마다 단위가 약간씩 다릅니다. 국제규격의 단위로 '국제단위(international unit, IU)'를 사용하여 표기하는 경우가 흔히 있습니다. 중요한 것은 '유니트(U)'입니다. 효소가 얼마나 정제되었느냐에 따라 제품별로 효소의 활성단위가 무척 상이합니다. 즉, 1그램에 10만 단위 이상이 나오는 제품도 있고 10그램에 수백 단위가 나오는 제품도 있습니다. (효소활성단위에 대해서는 뒤에서 좀 더 자세히 다루겠습니다.)

따라서 제품을 구해서 비교해 보아야 합니다. 적어도 몇 단위 이상이 되어야 한다는 것은 환자에게 처방하는 경우를 제외하면 그리 큰 의미가 없습니다. 왜냐하면 효소는 매일매일 꾸준히 장기적으로 복용하는 것이 중요하기 때문입니다. 효소치료학의 이론에 따르면 효소의 섭취에도 단계가 있다고 합니다. 초기에는 효소의 종류가 많은 일반적인 제품으로 섭취하고 점차 자신에게 부족한 효소가 무엇인지 알게 되면 한 가지 효소만 넣은 제품으로 섭취방법을 바꾸는 것이 바람직합니다.

2) 식용효소의 섭취 근거

국내에서 유통되는 곡류효소의 대부분은 별도의 효소활성단위가 표시되어 있지 않지만, 일부 업체에서는 내부적으로 자체 품질규격을 정하여 주요한 효소활성을 유지하고 있는 것으로 알고 있습니다. 앞으로 관련 법령이 마련된다면, 국내 효소제품도 효소활성의 표시가 이루어질 것으로 예상합니다. 미국과 유럽에서 판매되는 다양한 정제효소를 기준으로 관련 섭취 근거를 정리하면 다음과 같습니다.

우선 일반적인 섭취량을 살펴보면, 프로테아제(protease)의 경우, 하루 3회 섭취할 경우 300~4,000 단위 내외가 적당합니다(Current Drug Metabolism 2016; 17: 187-193).

한편, 제품이 아닌 학술논문을 기준으로 효소 섭취에 따른 질병 치유효과를 언급한 논문에서 사용하는 효소단위를 기준으로 할 경우, 프로테아제의 일종인 나토키나아제는 1회 2,000 단위를 기준으로 복용하여 혈액의 건강을 도울 수 있다는 연구결과가 있습니다. 또한 일반적인 프로테아제 2,000 단위짜리 시료를 2개 혹은 3개를 한번에 복용하는 연구 사례가 있습니다(Sci Rep 2015; 5: 11601/Aliment Pharmacol Ther 1997; 11: 403-408).

프로테아제의 최대 허용범위

단백질분해효소인 프로테아제 중 하나인 키모트립신(chymotrypsin)의 경우 한번에 10만 단위를 하루에 최대 4번까지 섭취해도 큰 부작용이 없는 것으로 보아, 하루 최대 허용범위는 40만 단위 이하로 판단됩니다(Mayo Clin Proc. 2014; 89: 1307-1312).

아밀라아제의 하루 섭취량

현재 판매되고 있는 효소제품 가운데 코팅되지 않은 제품을 기준으로 할 경우, 1회 4,800 단위, 하루 3회 섭취를 고려했을 경우 15,000 단위 내외로 판단됩니다(Current Drug Metabolism 2016; 17: 187-193).

아밀라아제의 최대 허용범위

아밀라아제의 경우 과다 복용 시에 큰 부작용이 보고된 바는 없습니다. 일부 OTC 효소(Ornithin transcarbamylase, 오르니틴 트랜스카바밀라아제)의 경우, 한 캡슐에 7만 단위가 포함된 경우가 있어서, 하루 3회 복용을 기준으로 20만 단위 이하를 권장합니다(Product Monograph, PANCREASE MT 16).

이상에서 살펴본 바와 국내 제품의 효소활성 실험결과를 바탕으로 다음과 같은 효소제품 활성을 제시합니다.

> 프로테아제: 500~1,000 단위/포, 하루 최대 3,000 단위
>
> 아밀라아제: 2,000~3,000 단위/포, 하루 최대 10,000 단위

단, 효소활성의 경우 제품 제조 시에 첨가되는 효소 파우더의 활성 기준이 아니라, 생산된 최종 제품을 한 달 가량 보관한 이후 활성을

기준으로 앞에 표시되어 있는 활성단위를 유지할 수 있어야 합니다.

효소식품 혹은 효소제품의 섭취에 따른 부작용

효소 알레르기에 의한 증상들로는, 숨쉬기 어려움, 구강·안면·입술·혀·목 등의 붓기, 가슴 답답함, 발진과 두드러기, 가려움, 피부홍조와 벗겨짐, 숨쉬기 어려움(쌕쌕거림) 등이 있습니다.

기타 증상으로는, 위통, 두통, 가스 참, 변비, 기름, 인후염, 설사, 콧물, 메스꺼움·토함, 목 통증, 귀 통증, 졸림, 코피 등이 생길 수 있습니다. (https://www.medicinenet.com/digestive_enzymes-oral/article.htm #what_are_the_side_effects_of_oral_digestive_enzymes)

효소식품과 같이 복용할 때 주의해야 할 약

당뇨 처방약 혹은 알파글루코시다아제 저해제인 아카보스(acarbose, Precos)와 미글리톨(miglitol, Glyset) 등은 효소제품과 같이 복용할 경우 약효를 감소시킬 수 있어 주의가 필요합니다.

5. 효소식

1) 효소식과 효소활성

효소가 풍부한 식사는 어떤 것일까요? 과일과 채소 위주의 식단과 발효 음식으로 대표되는 효소식에 좀 더 과학적으로 접근해 보면, 좋은 효소식은 높은 효소활성을 가지고 있다는 것을 알게 됩니다.

(1) 효소활성의 정의

'효소의 활성(enzyme activity)'이란 무엇일까요? 효소의 함량은 무게가 아니고 활성도로 결정됩니다. 효소는 중량이 아니라 역가(활성도, activity unit)를 확인하는 방법으로 함량을 결정합니다. 따라서 효소는 단순히 양이 중요한 것이 아니라 활성이 높은 효소가 얼마나 많으냐가 중요한 것입니다. 역가란 어떤 농도에서 어떤 작용을 하는지 그 값을 수치로 나타낸 것을 가리킵니다. 즉, 동일한 양이라도 그 역가는 몇 배에서 수백 배까지 차이가 날 수 있습니다. 얼마 전 필자의 실험실에서 과일의 효소활성을 측정해 보았습니다. 단백질분해효소의 활성을 식품첨가물공전의 방법을 가지고 확인하니 〈표 19〉과 같은 결과가 나왔습니다.

〈표 19〉 과일의 효소활성

구 분	효소활성 (unit/g)
파인애플	1,804
사과	15
배	17

똑같은 과일이라도 그 속에 포함된 단백질분해효소의 활성이 이렇게 큰 차이가 납니다. 지금 미국이나 독일의 효소제품에는 효소활성이 구체적으로 표시되어 있지만 국내 제품에는 아직 효소활성의 표시가 의무화되어 있지 않습니다. 앞으로 국내 제품도 효소활성의 표기가 의무화될 날이 곧 도래할 것이므로 각 업체에서는 품질 좋은 효소제품 개발을 꾸준히 할 필요가 있습니다.

효소는 활성단백질로서 다양한 촉매활동을 합니다. 따라서 효소가 얼마나 많으냐 하는 것은 단순히 단백질의 양만을 가지고 측정할 수 없습니다. 건전지를 예로 들어 생각해 보면 쉽습니다. 모양은 똑같은 건전지인데 어떤 것은 용량이 충분해서 전압과 전류가 공급되는 반면, 어떤 것은 방전되어 작동이 안 되는 경우가 있습니다. 이렇듯 효소도 단백질의 형태는 있는데 활성이 없는 경우가 무척 많습니다. 따라서 효소의 활성은 특별한 방법으로 측정할 수 있습니다.

다음으로 효소의 활성단위에 대해서 말씀드리겠습니다. 주변에서 사용되는 효소의 양을 그램(gram, g) 등의 절대적 단위로 나타내기는 쉽지 않습니다. 즉, '내가 먹는 효소식품에는 단백질 효소가 몇 그램

들어 있다'라고 말할 수 없습니다.

대부분의 경우 효소의 실제 농도를 알 수 없으므로 효소의 양은 그 활성으로 표시하게 됩니다. 이때 사용되는 단위가 '활성단위(units)'로서 효소의 농도는 '밀리리터당 혹은 그램당 활성단위(units/ml 혹은 units/g)'로 표시됩니다. 또는 비활성 혹은 특이활성은 '단백질 밀리그램당 활성단위(units/mg protein)'로 표시하기도 합니다.

또한 대부분의 경우, 효소의 순도(purity)가 낮고 일부분만 활성이 있는(active) 상태일 가능성이 높습니다. 우리가 일반적으로 말하는 효소의 활성단위(unit 혹은 U라고 합니다)는 학문적으로 표준조건에서 1분당 기질을 1마이크로몰(μmol)로 전환시킬 수 있는 촉매의 양으로 정의합니다. 그러므로 우리는 효소의 단위인 유니트(U)가 높은 제품을 고르시면 됩니다. 즉, 앞으로 효소의 양은 그램이 아닌 유니트라고 알아 두시면 됩니다.

그리고 실험조건에 따라 효소의 활성단위가 다르기 때문에 각 나라별로 사용하는 단위도 조금씩 다릅니다. 현재 외국에서 사용하는

〈표 20〉 각 나라별 효소활성단위

효소	미국약전 USP	유럽 EP	프랑스 FIP	영국 BP
프로테아제	62.5	1	1	1
아밀라아제	4.15	1	1	1
리파아제	1	1	1	1

* 약어 해설: USP(U.S. Pharmacopoeia), EP(European Pharmacopoeia), FIP(Fedration Internationale du Pharmaceutiques), BP(British Phamacopoeia)

단위들 사이에는 환산인자가 나와 있습니다. 〈표 20〉을 보시면 각 나라별로 효소활성단위를 변환하실 수 있습니다.

(2) 효소활성에 영향을 미치는 요소

효소의 활성은 여러 가지 요인들, 예를 들어 기질농도, pH, 이온강도, 온도 등으로부터 영향을 받기 때문에 측정 시의 반응조건이 반드시 명시되어야 합니다. 현재 국내에 소수의 공인인증기관에서 효소활성 측정 서비스를 하고 있습니다.

좋은 효소제품을 개발하고 선택하고 섭취하려면, 신뢰할 수 있는 효소 분석방법의 개발이 필수적입니다. 소비자에게 올바른 효소활성의 측정이 왜 필요할까요? 사실 올바른 효소활성의 측정은 효소제품을 만드는 것만큼이나 중요합니다.

〈표 21〉을 보시면 시판되고 있는 여러 제품의 효소활성 측정결과가 나타나 있습니다. 제품마다 효소의 실제 활성도가 너무나 크게 차이가 납니다. 일부 제품에서는 아예 효소활성이 나타나지 않는 경우도 있습니다. 즉, 효소단백질의 모양은 있는데 활성이 없는 껍데기 효소가 여기저기 산재해 있습니다. 독자 여러분! 국내에서 유통되는 수십 가지의 효소제품 가운데 어떤 것이 진짜 효소제품일까요? 올바른 효소활성의 측정은 생산자의 제품 생산과 소비자의 제품 선택의 출발점입니다. 지금 당장 여러분이 복용하고 있는 제품의 효소활성을 확인해 보고 싶지 않으세요?

효소	효소의 비활성 Specific activity(U/g)			
	A사	B사	C사	D사
어시딕프로테아제 (acidic protease) 산성단백질 가수분해효소	0.3	0.1	–	–
누트럴프로테아제 (neutral protease) 중성단백질 가수분해효소	0.1	0.1	–	0.2
알파아밀라아제(α-amylase)	161.3	161.8	42	37.2
셀룰라아제(cellulase)	7.9	7.1	1.6	–
리파아제(lipase)	16.7	13.3	–	13.3
인버타아제(invertase)	60.4	90.8	2.5	
아밀로글루코시다아제 (amyloglucosidase)	0.3	1.2	–	–
락타아제(lactase)	33.7	56.1	0.3	0.8
알파갈락토시다아제 (α-galactosidase)	0.8	26.8	0.4	

① 기질의 농도

일반적으로 효소활성은 기질의 농도가 높을수록 높습니다. '기질'이란 효소가 작용할 수 있는 물질을 가리킵니다. 즉, 아밀라아제의 경우는 전분이, 리파아제의 경우에는 지방산이 기질이 됩니다. 기질의 농도를 높게 유지해야 하는 이유는 실험의 오차를 줄이고, 효소반응의 결과를 정확하게 측정하기 위함입니다.

② 산도, 이온강도, 온도

산도(pH), 이온강도(ionic strength), 온도(temperature) 등의 3가지 요소는 효소의 안정성에 미치는 효과가 큽니다. 그중에서도 이온 강도와 온도의 영향이 크지요. 산도에 따라 효소의 기질에 대한 속도 상수값이 달라집니다. 완충 용액의 성질에 따라 효소활성은 변합니다. 기질이 여러 가지 존재하면 효소와 기질과의 경쟁작용이 발생하기도 합니다. 효소는 금속이온(미네랄)과의 결합을 통해 활성이 증가합니다. 그리고 반응의 최적온도는 반응시간에 의해 결정됩니다.

효소를 생산하는 미생물의 증식은 일련의 화학반응의 결과입니다. 일반적으로 화학반응은 온도가 10℃ 상승함에 따라 그 반응속도는 2배 정도 증가합니다. 미생물의 증식도 온도가 상승함에 따라 함께 증가하는 것으로 관찰됩니다. 그러나 온도가 너무 높게 올라가면 오히려 미생물의 증식이 감소됩니다. 이는 미생물의 증식이 일반 화학반응과는 달리 생화학적인 반응이기 때문에 그 반응에 있어 최적온도가 존재하기 때문입니다. 이때 미생물 증식의 최적온도는 미생물의 종류에 따라 다른데, 보통 온도에 따라 3가지로 분류합니다(〈표 22〉

〈표 22〉 미생물의 증식 최적온도

종류	최적온도
저온균(*Psychrophiles*)	15℃ 이하
중온균(*Mesophiles*)	30~35℃
고온균(*Thermophiles*)	50℃ 이상

참조).

　그렇다면 우리가 섭취하는 효소를 생산하는 미생물은 어떤 종류일까요? 일반적으로 중온균이고 간혹 고온균도 있습니다. 특히 청국장을 발효시키는 납두균은 중온균인데 고온에서도 잘 견디는 특징이 있습니다.

2) 효소식으로서의 발효

효소식은 어떤 과정을 거쳐 만들어질까요? 여기저기서 "발효요!"라는 소리가 들리는 듯하네요. 효소는 발효를 통해 만들어집니다. 그러면 좋은 효소제품은 발효와 어떤 관계가 있을까요? 여기서는 발효에 대해 몇 가지 말씀드리려고 합니다.

(1) 발효의 정의

발효란 무엇일까요? 이 질문에 정확히 답할 수 있다면, 여러분은 이미 상당한 수준에 올라와 있으십니다. 발효에 대해 따로 말씀드리게 된 것은, 얼마 전에 다소 놀라운 질문을 받았기 때문입니다.

　"발효액을 담그고 밀봉해야 발효가 잘 된다는 설과, 저어 줘서 산소와 결합하게 해야 좋다는 두 가지 설이 있는데, 어느 쪽이 맞나요?"

　집에서 발효액을 직접 만들어 잡수시는 분의 이러한 질문을 받고, 솔직히 약간 당혹스러웠습니다. 발효액을 만드시면서도, 정작 발효가 무엇인지 정확히 모르고 계시기 때문이었습니다.

발효란, 좁은 의미로는 '탄수화물이 산소가 없는 환경에서 분해되는 것'을 말합니다. 그리고 넓은 의미로는 '미생물이 산소가 없는 환경에서 자신의 효소로 유기물을 분해 또는 변화시켜 제3의 산물을 만들어 내는 것'을 가리킵니다.

여기서 주목해야 할 부분은 '산소가 없는 환경'이라는 것입니다. 즉, 무산소 환경에서 이루어져야 발효라고 할 수 있는 것입니다. 산소가 있으면 '호흡'이라고 합니다. 그러나 엄밀하게 말하면 무산소성 생물은 극히 일부의 세균에 한정되어 있으며, 대부분의 미생물은 산소가 소량 있는 환경 속에서도 잘 자라면서 탄수화물을 분해합니다.

프랑스의 유명한 화학자인 루이 파스퇴르(Louis Pasteur)는 1857년 우유의 젖산 발효 및 당의 알코올 발효에 대한 실험을 거듭한 결과, '발효는 산소 없는 미생물의 생활'이라고 정의했습니다. 그리고 파스퇴르가 죽은 후 1879년 독일의 화학자 에두아르트 부흐너(Edward Buchner)가 '발효는 효소에 의한 촉매반응'임을 실증하였습니다. 살아 있는 세포 없이, 즉 효모추출액에 의해서 설탕이 발효하는 현상을 발견한 것이지요. 그 후 1900년대 초에 영국의 아서 하든(Arthur Harden)이나 윌리엄 영(William John Young)을 비롯한 많은 과학자들은, 효모즙 속에서 발효에 관여하는 효소와 조효소를 잇달아 발견하였고, 결국 보다 정확한 발효의 정의에 근접하게 되었습니다.

(2) 좋은 발효의 기본 요건

자연계에는 이루 헤아릴 수 없는 많은 수의 미생물이 존재합니다. 그러나 이 중에서 실제로 발효에 이용되는 미생물은 몇 가지가 되지 않습니다. 자연계에 존재하는 모든 미생물은 각자가 원하는 생육조건이 최소한 갖춰져 있는 환경에서 자랍니다. 산소가 없는 곳에서 인간이 살 수 없는 것처럼, 미생물에도 생명을 보존하기 위한 최소한의 환경조건이 필요합니다.

그런데, 문제는 인간 사회에서도 각자 다른 성격을 지닌 사람들이 어울려 살 듯, 미생물 또한 다른 종류의 미생물 사이에 섞여 삽니다. 그래서 양질의 발효과정을 위해서는 원하는 미생물만 순수하게 분리해 사용하는 것이 매우 중요합니다. 필요한 미생물로만 발효를 진행하면 효율적이기도 하지만, 다른 미생물이 섞이면 오염의 원인이 될 수 있기 때문입니다.

미생물의 생육은 물리화학적 주위 환경, 즉 온도와 산소의 유무, 산도, 염도, 영양물질 등의 영향을 받기 때문에, 필요한 미생물의 성질에 맞추어 배지나 배양온도 등의 분리조건을 잘 선택하여 분리해야 합니다. 따라서, 잘 만들어진 효소제품은 순수하게 분리된 미생물을 통해 발효과정에서 생산된 효소입니다. 발효를 위한 몇 가지 조건을 살펴보겠습니다.

① 기질

선택된 미생물을 잘 키우려면 무엇이 필요할까요? 바로 '먹이'입니다. 먹지 않고 살 수 있는 생물은 없습니다. 미생물의 먹이를 이루는 성분을 '기질(substrate)'이라고 하며, 이 기질이 들어 있는 먹이를 '배지(media)'라고 합니다. 미생물을 이용하여 특정한 효소를 생산할 때, 생산하려는 효소와 생산에 투입되는 미생물의 종류는 무척 중요합니다. 따라서 발효 공정에 따라, 배지의 조성과 기질의 양을 각각 연구해야 합니다. 배지의 구성 성분은 생산되는 효소의 양과 질에 큰 영향을 줍니다. 미생물 배양에 사용되는 배지는 그 미생물의 성장과 생산물의 생성 및 합성에 필요한 성분들을 빠짐없이 갖추고 있어야 합니다. 아기를 키우는 데 우유는 있지만 기저귀가 없다든가, 우유와 기저귀는 있지만 먹여 주고 기저귀를 갈아 줄 어머니(혹은 보모)가 없으면 안 되겠지요.

② 물

다음으로 미생물 배양을 위해 필요한 것은, 바로 생명의 근원인 '물'입니다. 좋은 술맛은 좋은 물에서 나온다는 말도 있듯이, 발효에 있어서 물의 중요성은 아무리 강조해도 지나치지 않습니다. 대부분의 발효 공정에서는 엄청난 양의 물이 필요합니다. 깨끗한 물을 사용해야 하기 때문에, 사용하기 전에 부유물과 미생물을 제거해야 합니다. 공급하는 물이 경수(hard water)일 경우, 탄산칼슘 등의 염과 철, 그리고 염소를 제거해야 하고, 동식물 세포 배양을 위해서는 고도로 정제된 물을 사용해야 합니다.

이렇게 소중한 물의 맛과 품질을 결정하는 것이 무엇일까요? 탄소원(C), 질소원(N), 황(S), 인(P), 칼륨(K), 마그네슘(Mg) 등의 무기염류(혹은 미네랄)입니다. "미네랄이 풍부한 미네랄워터를 많이 마셔라." 이런 말 많이 들어 보셨을 겁니다. 좋은 물을 줘야 식물이 잘 자라서 꽃을 피우고 좋은 열매를 맺듯, 미생물이 잘 자라서 양질의 발효를 통해 양질의 효소제품을 만들어 내려면 미네랄을 풍부하게 공급해 주어야 합니다.

③ 수소, 산소, 비타민

그 밖에 필요한 것은 수소와 산소, 비타민입니다. 특히 공기가 필요한 호기(好氣)발효의 경우(실제 산업 현장에서는 산소를 공급하여 미생물을 배양하고 제품을 만드는 과정을 '발효'라고 합니다. 엄밀한 의미에서의 정의와는 약간 다르지만, 관습적으로 미생물을 이용하여 인간에게 유익한 제품을 생산하는 과정을 발효라고 부르고 있습니다), 산소를 충분히 공급해 주어야 하겠지요. 한마디로 '미생물도 사람과 마찬가지다'라고 생각하시면 간단합니다. 사람이 좋은 공기와 맑은 물, 영양소가 풍부한 식사, 계속적인 운동을 필요로 하듯, 미생물도 물과 무기염류, 수소와 산소, 비타민 등을 필요로 합니다. 다만 각자의 체질과 입맛에 따라서 원하는 음식과 운동의 종류가 다른 것이지요.

④ 발효기의 종류와 청결 유지의 중요성

보통 가정에서 발효액을 만들 때에는 항아리나 입구가 좁은 병을 사용하지만, 실험을 하거나 전문적인 제품 생산을 위해서는 발효기(fermentor 혹은 bioreactor)라고 하는 생물학 반응기를 사용합니다. 발효기는 미생물, 식물, 동물 세포 등을 배양하거나 목적생산물을 얻기 위한 장치입니다. 형태와 사용목적, 배양방법 등에 따라 여러 가지가 있는데, 대부분의 효소식품은 고체나 액체 배양기로 만들어집니다. 크기별로는 1.5~14리터는 실험실용, 30~500리터는 '파일럿'용, 수 톤에서 수십 톤급이면 공장용입니다.

이처럼 발효는 특정 미생물을 배양조 내에서 배양함으로써 원하는 효소를 얻는 방법입니다. 그러나 발효 공정 중에 우리가 원하지 않는 다른 미생물이 자란다면 어떻게 될까요? 양질의 발효를 위해서는 원하는 미생물만 순수하게 분리해 쓰는 것이 중요합니다. 콩밭에 콩 말고 다른 풀이 자라고 있다면, 농부에게 그 풀은 '잡초'일 뿐입니다. 마찬가지로, 발효과정에서도 원치 않는 미생물은 잡균일 뿐입니다. 발효기에 잡균이 오염되면 여러 가지 문제가 발생합니다.

우선 발효에 사용되는 배지는 우리가 원하는 미생물과 효소의 생산에 사용되어야 하는데, 오염균이 배지를 소비하면 공정의 생산성이 감소됩니다. 한마디로 효소의 생산량이 줄어듭니다. 내 자식 먹이려고 한 상 잘 차려 놨더니만, 도둑이 와서 먹어버린 격입니다. 또한 오염균이 우리가 원하는 미생물보다 빠르게 증식해서 발효기 속에서 오염균과 생산균이 싸우는 일이 벌어집니다. 결국 용기에 남은 오염균은 생산하려고 하는 효소뿐 아니라 식초와 같은 엉뚱한 물질을 만들어 냅니다. 결국 효소제품의 맛과 질을 떨어뜨리고, 나중에 효소를 분리하는 과정에서도 방해가 됩니다. 오염균의 행패는 거기서 끝나지 않아, 생산된 효소를 분해하여 대사시켜버릴 가능성조차 배제할 수 없습니다. 쉽게 말해 만들어진 효소를 날려버리는 겁니다. 다 된 밥에 재 뿌리는 격입니다. 이처럼 발효기의 오염은 위에서 언급한 모든 문제를 야기시킬 수 있습니다.

⑤ 발효과정 중 점검사항

발효과정을 오염으로부터 지키는 노하우가 발효의 성패를 좌우합니다. 그러므로 다음과 같은 사항들을 고려해야 합니다.

❖ **발효과정에서 고려할 사항**

① 발효기를 포함한 전 공정의 청결 상태가 잘 유지되고 있는가?

② 발효를 시작할 때 넣는 접종균은 멸균이 잘 된 것인가?

③ 발효 공정에 투입될 배지는 멸균이 잘 된 것인가?

④ 발효과정에 사용되는 장비와 첨가액은 멸균이 잘 되었는가?

⑤ 발효의 전체 과정에서 무균 상태가 잘 유지되었는가?

이와 같은 사항을 모두 만족시킨다면, 반드시 좋은 품질의 효소를 생산할 수 있습니다.

3) 효소식과 생식·선식

생식은 각종 곡물을 동결 건조한 것으로, 영양 파괴를 최소화하기 위해 영하 40℃ 이하에서 얼립니다. 열을 가하지 않은 생식에는, 현미 등의 곡물이나 청경채 등의 채소가 가지고 있는 고유한 맛과 향기는 물론, 효소와 비타민, 미네랄 등이 파괴되지 않고 보존되어 있습니다. 하지만 식재료의 조직을 부드럽게 하지 못해 위나 장이 좋지 않은 사람들에게는 소화시키기 어려운 단점이 있습니다.

또한 선식은 곡식이나 채소를 열풍 건조한 것으로, 엄격히 말하면 '화식(火食)'이라 할 수 있습니다. 흔히 '미숫가루'라 부르는 것이 그러한 종류입니다. 선식은 불가(佛家)에서 수행할 때 머리를 맑게 하고 위에 부담을 주지 않기 위해 곡식을 볶고 갈아서 먹었던 데서 유래합니다. 선식은 소화시키는 데에 부담이 없고 맛도 좋다는 장점은 있으나 열처리를 하였기 때문에 열에 약한 고급 영양소가 파괴되는 단점이 있습니다.

그렇다면 생식이나 선식과 구분되는 효소식은 무엇일까요? 효소식은 생식과 선식의 장점을 그대로 살리고 단점을 보완하였을 뿐만 아니라 현대인에게 부족하기 쉬운 '효소'를 대량으로 섭취하도록 만든 것입니다. 한 끼 식사를 해결하는 것뿐만 아니라 효소가 가지고 있는 소화흡수, 노폐물 분해, 혈액 정화, 면역력 강화의 효과를 그대로 느낄 수 있어 어떤 건강식품보다 훌륭합니다.

효소식은 발효과정을 통해 만들어집니다. 곡물을 발효하면 곡물은 몸에 흡수되기 쉬운 영양소로 분해됩니다. 생식은 입, 위, 장에서 모두 분해시켜야 하기 때문에 소화에 부담스러운 반면, 효소식은 이미 분해된 채로 섭취하므로 소화흡수의 속도가 훨씬 빠릅니다. 더불어 발효과정에서 발생하는 효소가 대거 투입되기 때문에 속이 편안하고 염증 제거 등의 부가적인 효과도 누릴 수 있습니다.

효소식은 영양소가 살아 있습니다. 위에 부담을 주지 않기 위해 열처리를 하는 선식과 달리, 효소식은 영양소가 살아 있는 상태로 발효하기 때문에 어떤 식품보다 훌륭한 영양식이 됩니다.

효소식에는 당연히 효소가 풍부합니다. 그리하여 음식물의 소화흡수뿐만 아니라 몸속에 존재하는 노폐물과 혈액에 존재하는 찌꺼기들을 분해해 줍니다. 더불어 효소식품을 많이 섭취할 경우, 몸속에 존재하는 효소들이 질병 대항능력을 키우는 데 집중할 수 있기 때문에 면역력이 강화될 수밖에 없습니다. 이렇듯 효소식은 한 끼 식사를 넘어서는 최고의 건강식품이라 할 수 있습니다.

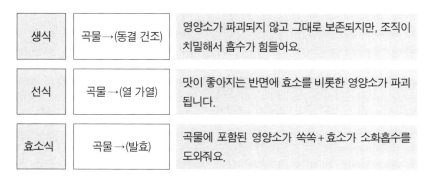

생식	곡물→(동결 건조)	영양소가 파괴되지 않고 그대로 보존되지만, 조직이 치밀해서 흡수가 힘들어요.
선식	곡물→(열 가열)	맛이 좋아지는 반면에 효소를 비롯한 영양소가 파괴됩니다.
효소식	곡물→(발효)	곡물에 포함된 영양소가 쏙쏙+효소가 소화흡수를 도와줘요.

〈그림 9〉 효소식과 생식·선식의 차이점

4) 낫토와 나토키나아제

(1) 낫토의 정의

낫토는 영어로 'natto'로 쓰며 일반적으로 일본식 청국장을 일컫습니다. 낫토(納豆, なっとう, 생청국장)는 대두를 낫토균(바실러스, *bacillus*)을 이용해 발효시킨 일본의 전통식품인데, 일본인들은 특히 아침식사로 즐겨 먹습니다. 요즘 우리나라에서도 낫토를 찾는 분이 부쩍 늘었다고 합니다. 낫토는 콩을 주재료로 만들기 때문에 단백질이 풍부하여 미소 된장과 함께 중세 일본의 필수적인 영양 공급원이었습니다. 그러나 특유의 향기를 가지고 있고 독특한 맛이 있으며 점도가 높고, 실처럼 길게 늘어나는 성질이 있어 후천적으로 길들여져야 먹을 수 있다는 단점이 있었지요. 최근에는 고유한 냄새를 없앤 제품이 개발되어 누구나 부담 없이 먹을 수 있게 되었습니다.

낫토는 끈적끈적한 점액이 콩의 표면을 싸고 있으며, 그것을 저으면 끈끈한 점액의 부피가 점점 커지고 더욱 끈적끈적해집니다. 낫토의 별명은 야채치즈(vegetable cheese)라고 합니다. 낫토가 치즈처럼 끈적거리는 이유는, 낫토에 포함된 효소 때문이 아니라 감마피지에이(γ-PGA)라고 하는 낫토균의 고분자 대사물질 때문입니다. 효소는 끈적거리는 게 아니라 물에 잘 녹는 수용성 단백질이니까요. 그리고 숟가락이나 젓가락으로 나토를 집어 올리면 그 부분의 점액이 마치 거미줄과 같이 늘어나 끌려 올라오는 실(絲)을 볼 수 있습니다. 이것은 낫토균에 의해서 콩(大豆)과 합성된 물질로 낫토의 특징 중의 하나입니다.

사실 일본에서도 칸토 지방 동부 지역에서 특히 낫토를 많이 먹습니다. 낫토의 종류는 아마 낫토, 시오카라 낫토, 이토히키 낫토가 있는데, 우리가 말하는 것은 주로 이토히키 낫토입니다.

결론적으로 낫토는, 일본 콩에 낫토균이라는 세균이 작용하여 끈적거리는 실이 많이 생기는 콩 발효식품입니다.

(2) 낫토와 청국장

낫토는 한국의 청국장과 유사합니다만, 발효에 사용되는 콩의 종류와 접종하는 미생물에 있어서 큰 차이가 납니다. 먹는 방법에 있어서도 일본은 생으로 먹고 우리나라는 주로 끓여 먹습니다.

청국장은 발효 후에 부재료를 혼합하여 항아리에서 숙성하여 만드는 반면, 낫토는 용기에 삶은 콩을 담고 낫토균(키나아제)을 순수하게 접종하여 잡균이 들어가지 않도록 용기를 포장하여 기계로 발효시킵니다. 청국장은 찌개용으로, 낫토는 간식용으로 주로 사용합니다.

전통적으로 청국장을 발효시킬 경우에는 짚을 넣곤 했는데, 짚에는 고초균(요즘 바실러스균이라고 함)이 많아서 발효가 잘되게 도와주기 때문입니다. 그러나 짚에는 고초균만 있는 게 아닌데, 바실러스가 활성화되면 우점종이 되어 다른 균의 번식을 막게 됩니다. 따라서 제대로 발효된 경우라면 청국장의 오염 문제는 없을 듯합니다. 단, 발효

조건의 변화가 심해지면 상황이 달라지겠지요. '청국장은 냄새가 심하다'라는 편견이 바로 그런 경우에 해당됩니다.

예전에는 콩을 삶고 바구니에 담아서 짚을 넣은 뒤 아랫목에서 발효시켰는데, 온돌의 특성상 일정한 온도의 보전이 불가능한 문제가 있습니다. 온도가 계속 변하면, 다른 균의 이상 번식이나 원료의 변질 등이 생길 수 있습니다. 그래서 냄새가 심하고 생으로는 거의 먹기 힘들었을 것으로 생각됩니다. 따라서 끓여 먹는 방향으로 발전하게 된 것으로 보입니다.

요즘 전문 생산업체의 경우 발효실의 온도와 습도를 자동으로 제어하기 때문에 보다 효과적인 발효가 가능합니다. 또한 발효균을 선택적으로 투입하기도 합니다. 이른바 냄새 없는 청국장으로 특허를 받은 것이 대표적인 경우입니다.

시대가 변하면 보다 나은 섭취방법이나 새로운 요리법이 등장하면서 먹거리에도 인식의 변화가 생깁니다. 예전에는 청국장에서 발가락 냄새가 난다고 하여 조금 비위생적인 것처럼 바라보기도 했었지요. 그러나 얼마나 건강에 좋은지 알게 되면서 새롭게 인식하고 즐겨 먹게 되었습니다. 청국장은 우리 조상이 물려준 지혜의 산물입니다. 독자 여러분! 부디 콩으로 만든 발효식품 많이 드시고 건강하시길 빕니다.

그러므로 낫토는 청국장의 변형된 이름이 아닙니다. 청국장에서 다른 방향으로 발전한 경우라고 볼 수 있습니다. 콩을 발효시켜서 먹

〈표 23〉 낫토와 청국장 비교

낫토(생청국장)	청국장
· 짚에 기생하는 바실러스균을 배양하여 이용한다. · 일본에서 처음으로 개발되어 애용하는 식품이다. · 위생적으로 생산하므로, 잡균이 침투하지 않아 날로 먹거나 여러 가지 요리에 응용한다. · 청국장 냄새가 약하다.	· 짚에 있는 바실러스균을 이용한다. · 한국에서 애용되는 식품이다. · 비위생적인 부분이 있고, 잡균이 들어갈 수 있으므로 끓여 먹어야 한다. · 청국장 냄새가 심하다.

는 게 건강에 좋다는 연구를 바탕으로 일본에서 개발한 식품입니다. 따라서 청국장과는 조금 다른 원두(콩)를 사용합니다. 단백질이 상당히 높은 콩을 사용하고, 발효 시에는 무균실에서 선택된 종균만을 이용합니다. 이를 일본에서는 '낫토균'이라 부릅니다. 다시 말해서 낫토균을 집중 배양해서 이를 섭취하고자 하는 것입니다. 이 낫토균을 추출하여 약품으로 만든 것이 '나토키나아제'입니다. 시중에 건강식품류로 많이 나와 있습니다. 낫토는 매일 지속적으로 섭취하는 것이 좋으며, 다양한 요리로 만들어 먹으면 좋습니다(〈표 23〉).

(3) 낫토와 나토키나아제의 효과

1980년대부터 낫토의 효과와 효능에 대한 논문이 꾸준히 발표되었고, 특히 1993년 BBRC(Biochemical and Biophysical Research Communications. 197(3): 1340-1347)라는 학술지에, 낫토에서 섬유소를 분해하는 나토키나아제를 분리, 정제하고 그 특성을 연구하는 논문에서 '야채치즈'라는 낫토의 별명이 명확히 언급되었습니다. 나토키나아제는 혈액 속의 섬유물질을 분해하여 잘게 쪼개고 이를 통해 혈액을 맑게 하여 혈액순환을 촉진시킵니다. 학문용어로 정의하면, 이 효소는 서브틸리신(subtilisin)과 유사한 세린 계열 단백질분해효소(subtilisin-like serine protease)입니다.

여러 연구를 통하여 나토키나아제로 불리는 혈전용해 기능을 가진 효소가 낫토로부터 추출되었고 일본과 미국 등지에서 'NKCP Natto Tabs(이하 NKCP)'이란 제품명으로 유통되고 있습니다.

이제 나토키나아제의 효과에 대해 좀 더 자세하게 알아볼까요? 예전에는 제품과 제품에 함유된 활성성분의 효능과 효과에 대해서는 다소 애매모호하게 설명하는 경우가 많았는데, 최근 다양한 연구결과가 발표되어 이런 문제점이 많이 해소되었습니다. 그래서 여기서는 조금 지루하더라도 효능과 그 효능이 발표된 논문, 그리고 그 논문의 주요 내용을 정리해서 말씀드리고자 합니다. 학술논문의 내용이라서 내용이 조금 어렵지만 정확한 표현을 위해서 가급적 학술용어를 많이 사용하여 적어 보았습니다.

최근 증가된 혈액응고 경향(hypercoagulability) 및 동맥경화의 원인으로 플라스미노겐 활성저해제(plasminogen activator inhibitor-1, PAI-1)의 증가가 보고되고 있는데, PAI-1의 증가는 노화와 비만, 스트레스, 인슐린저항성 등과 연관이 있다고 알려져 있습니다. 이러한 PAI-1의 증가에 관계되는 인자들은 현대인들의 '생활습관의 변화'로부터 기인하는 것입니다. 나토키나아제의 항혈전(섬유소 용해) 작용의 기전으로는 이러한 PAI-1의 불활성화 및 억제 등이 제시되고 있으며, 또한 플라스민(plasmin)처럼 직접 섬유소 응괴(fibrin clots)에 작용하여 용해를 야기하는 기전이 함께 존재하는 것으로 보고되고 있습니다. 나토키나아제의 항응고 효과에 대한 동물실험 결과를 보면 이 항응고 효과는 용량 의존성을 나타내었습니다. 건강 지원자를 대상으로 시행된 경구 투여 인체실험에서 나토키나아제의 장기간 복용에 따른 부작용은 보고되지 않았으며, 섬유소 용해지표(ELT, Euglobulin Lysis Time)의 변화를 확인할 수 있었습니다. 현재까지 혈전용해제는 급성 폐쇄성 혈관질환에서 폐쇄된 혈관의 재관류를 위하여 조직 플라스미노겐 활성화 인자나 우로키나아제를 전신 정맥혈이나 폐쇄된 혈관에 직접 주입하는 비경구적 요법의 형태로 사용되고 있습니다. 이런 급성 상황에서의 혈전용해제의 투여는 혈전에 의한 혈관폐쇄로부터 자극된 인체의 항상성 기전에 의한 섬유소 용해작용을 강화시킴으로써 재관류와 더불어 출혈성 부작용을 나타낼 수 있습니다. 또한 혈관폐쇄 환자들은 비정상적 혈관 신생이 촉진되는바, 이는 출혈성 부작용의 가능성을 더욱 높일 수 있으므로 혈관의 폐쇄가 진행되어 투여된 혈전용해제는 사용이 중지되어야 합니다.

따라서 현대 생활습관으로부터 야기되는 증가된 혈액응고 경향 및 저하된 섬유소 용해(hypofibrinolysis) 상태를, 혈관폐쇄가 진행되기 전에 적절히 회복시킬 수 있다면 많은 질병을 예방할 수 있을 것입니다. 이러한 배경하에서 나토키나아제는 혈전 억제의 항상성 기전을 강화시키는 하나의 후보 물질이 될 수 있으리라 기대됩니다. 동물실험에서 확인된 용량 의존성에 근거하여 과도한 혈액응고 저해 및 섬유소 용해를 나타내지 않는 적정 용량의 나토키나아제가 투여되었을 때, 체내의 지혈 및 섬유소 용해 항상성 기전을 자극하는 데 도움이 될 것입니다.

그러나 인체의 지혈 및 섬유소 용해 항상성 기전이 아주 미세하게 조절되어 우리 몸의 혈액응고 지표는 항상 일정 수준을 유지하게 됩니다. 따라서 환자의 치료를 위한 목적이 아니라면 혈액응고 지표를 인위적으로 정상 범위 이상 혹은 이하로 유지하는 것은 부작용(과응고, 출혈)을 초래하게 되어 정당성이 없을 것으로 보입니다. 또한 다른 생화학적 지표와 다르게 오직 혈액응고 지표만으로 임상적으로 의미 있는 혈전질환의 위험군을 분류하기도 어렵습니다.

다음에 관련 논문을 1990년도의 것부터 정리했습니다. 그전의 연구성과들은 최근의 결과에 모두 언급되어 있고, 최근의 논문에는 더욱 진보된 결론들이 나와 있기도 합니다. 학구적인 독자께서는 여기에 적힌 논문을 찾아보시고, 논문의 내용에 역사적인 결과들이 정리되어 있으니 다른 논문을 연결하여 찾아보시면 될 것입니다.

❖ 낫토와 나토키나아제 관련 연구논문

- 혈장 내의 혈전분해활성의 증진(Acta Haematologica, 1990; 84(3), 139-143).

  나토키나아제 분말을 넣은 캡슐을 개에게 복용시켜서 개의 혈장에 들어 있는 TPA라고 하는 혈전용해기능 성분의 함량이 증가됨을 실험적으로 증명했습니다.

- 나토키나아제가 장을 통해 흡수되어 효과를 나타냄(Biological & Pharmaceutical Bulletin. 1995; 18(9): 1194-1196).

  쥐 실험을 통해 80mg/kg 정도의 나토키나아제를 십이지장에 투여한 후 혈장에 포함된 피브리노젠(fibrinogen, 당단백질)이 분해된 것을 확인하여 이 효소가 장을 통해 흡수되는 현상을 증명했습니다. 우리가 먹는 효소도 장까지 도달하면 몸속으로 흡수되어 혈액을 깨끗이 청소할 수 있다는 반증이 되겠지요.

- 혈전증의 치유(Biological & Pharmaceutical Bulletin. 1995; 18(10): 1387-1391).

  화학적으로 쥐에 혈전증을 일으키고 이렇게 병에 걸린 쥐에 나토키나아제를 투여하고 그 효과를 관찰한 결과, 나토키나아제의 혈전용해기능이 플라스민이나 엘라스타아제보다 우수함을 실험적으로 증명했습니다.

- 효과가 좋고 안전한 혈전용해제인 나토키나아제(Alternative and Complementary Therapies. 2004; 8(3): 157-164).

  낫토와 나토키나아제를 이용하여 다양한 형태의 혈전용해 실험을 수행하고 이를 통하여 식품과 식품 내 효소의 안전성과 효과를 증명한 논문으로서, 이후에 많은 연구자들이 본 논문을 참고문헌으로 인용했습니다.

- 나토키나아제가 혈액이 응고된 것을 분해하여 피의 끈끈한 점도를 낮추어 줌

(Clinical Hemorheology and Microcirculation. 2006; 35(1): 139-142).

나토키나아제를 다양한 종류의 혈액에 적용하여 혈액이 얼마나 잘 흐르게 되는 지를 확인한 실험으로서, 사용한 효소량은 0~125U/mL이었으며 효소의 농도가 증가함에 따라 혈액 내에 존재하는 응고물의 함량이 낮아지면서 혈액의 점도 역시 낮아짐을 알 수 있었습니다. 역시 나토키나아제의 작용은 혈액순환을 돕는다는 것이 다시 확인된 것입니다.

- 낫토균을 이용한 닭 생산성과 질병 예방에 관한 연구(한국가축위생학회지. 2006; 29(3): 257-266).

사람에게뿐만 아니라 닭에게 낫토를 사료에 첨가하여 투여한 결과, 질병이 감소하여 결국 닭의 생산성이 높아졌다는 연구결과입니다. 1.5퍼센트의 낫토를 함유한 사료를 6주간 식이하여 우수한 결과를 나타낸 것으로 미루어 보아, 독자 여러분도 2달 이상 장복하시면 유의미한 효과를 볼 수 있으리라 생각합니다.

- 나토키나아제의 활성 유지와 효과 증대를 위해 압축코팅 기법을 도입함(Drug Development and Industrial Pharmacy. 2007; 33(5): 495-503).

나토키나아제의 장내 활성 증대를 위해서 위액 조건에서 불활성화를 막아야 하는데, 이를 위해 유드라짓(Eudragit) L 100-55라는 물질과 하이드록시프로필셀룰로오스(hydroxypropylcellulose, HPC)라는 물질을 이용하여 압축코팅했습니다. 압축의 강도에 비례하여 효소의 위액 안정성이 증대되었으며, 이를 통해 추후 보다 안정한 형태의 효소 제형 연구가 가능할 것으로 판단됩니다. 세계적인 추세는 장용코팅제라고 할 수 있습니다.

- 나토키나아제가 혈압을 낮추는 효과가 있음(Hypertension Research. 2008;

31(8): 1583-1588).

고혈압이 있는 73명의 환자를 대상으로 하여 나토키나아제를 복용하게 하고 이를 위약(僞藥, 약처럼 생겼으나 약이 아닌 가짜약, placebo)과 비교하면서 나토키나아제의 약효를 증명한 임상실험 논문입니다. 초기 혈압 130~159mmHg 환자가 2,000U/capsule의 효소를 8주간 복용하고 혈압이 5.55mmHg 내려갔으며, 이와 관련된 다양한 생화학적 지표도 향상되었습니다. 나토키나아제가 혈액 속의 찌꺼기를 제거하여 혈액을 맑고 잘 흐르게 만드는 역할이 결국 혈압을 감소시킨다는 것이 이제는 정설입니다.

• 나토키나아제가 치매의 원인 물질로 알려져 있는 아밀로이드 섬유(amyloid fibril)를 분해하여 뇌질환 치료의 가능성을 열어 줌(Journal of Agricultural and Food Chemistry. 2009; 57(2): 503-508).

20여 가지의 다양한 단백질로 이루어지는 아밀로이드 섬유는 우리가 일반적으로 알고 있는 치매 혹은 알츠하이머 질환(Alzheimer's disease)과 밀접하게 관련되어 있습니다. 따라서 아밀로이드 섬유 관련 질환을 치료하기 위해 다양한 노력이 이루어지고 있는데, 최근 낫토에서 유래한 나토키나아제를 이용하여 아밀로이드 섬유를 분해할 수 있다는 연구결과가 보고되었습니다. 이 연구가 뇌질환 예방 혹은 치료의 가능성을 열어 주었다고 할 수 있습니다.

• 나토키나아제가 혈장 속의 혈액응고 물질의 농도를 낮추어 줌(Nutrition Research. 2009; 29(3): 190-196).

나토키나아제가 다양한 심장병과 관련이 있는 혈액 내부의 인자들인 피브리노젠, 인자 VII, 인자 VIII 등의 감소에 긍정적인 영향을 끼친다는 결과를 2달간의 임상실험을 통해 밝혔습니다. 나토키나아제의 복용은 장기적으로 심장질환의 예방과 치료에 널리 사용될 것으로 예상됩니다.

- 나토키나아제가 간기능 및 혈중지질 함량에도 영향을 미침(한국식품영양학회지. 2009; 38(4): 430-435).

본 연구는 낫토균으로 울금을 발효함으로써 울금의 기호성 향상 및 나토키나아제의 작용으로 울금의 체내 이용률을 증가시켜 생리활성기능이 증가하는지 알아보고자 연구했습니다. 울금 및 발효울금 모두 혈중지질을 효과적으로 개선하였으나, 발효울금의 경우 저농도 투여에 의해서도 혈중지질 개선효과가 나타나 울금에 비해 상대적인 우수성을 나타냈습니다. 또한 낫토균에 의한 울금의 발효가 울금 특유의 냄새 때문에 쓴맛 및 신맛을 유의하게 개선하는 것으로 평가되어, 적절한 제품화 과정을 거친다면 기능뿐만 아니라 소비자의 기호를 향상시킬 수 있는 건강기능성 식품 개발에 기여할 것으로 판단됩니다.

- 나토키나아제 제품을 이용한 항응고 작용 및 섬유소 용해능의 평가(한국생물공학회지. 2011; 26(5): 393-399).

현재 시중에서 구할 수 있는 나토키나아제 성분을 이용하여 쥐와 인체실험을 통해 항응고작용과 섬유소의 용해능을 평가한 논문으로서, 국내 나토키나아제 건강기능식품의 개발을 촉진하는 데 기여하리라 판단됩니다.

이렇게 좋은 기능을 지닌 나토키나아제는 먹기도 할 뿐만 아니라 최근에는 혈액주사로 사용되기도 하며 장에 직접 주입하기도 합니다. 즉, 순수하게 정제된 물질은 의약품으로까지 사용될 수 있다는 것을 증명하고 있습니다. 낫토 혹은 나토키나아제 효소는 그 효능과 효과가 이미 많이 증명되었기 때문에 최근에는 이 효소를 어떻게 효과적으로 잘 만들 수 있느냐에 모든 연구 역량이 집중되고 있습니다.

5) 효과적인 효소섭취법: 식사와 함께 그리고 취침 전에

효과적인 효소섭취법은 무엇일까요? 앞에서도 설명했지만, 중요한 부분이니 다시 정리해 보겠습니다.

효소의 천국인 미국에서 효소치료를 시작하는 환자들에게 주는 효소처방전을 한번 봅시다. 앤서니 치콕 박사의 『효소치료전서』에 나온 판크레아틴 제품과, 3가지 소화효소(프로테아제, 아밀라아제, 리파아제) 혼합물의 처방전을 보면, "하루 3회 식사와 함께 먹는 것은 기본이고, 취침 전에 섭취하라"고 되어 있습니다.

식사와 함께 섭취하는 것은 소화를 돕기 위한 것이니 이해가 되는데, 잠자리에 들기 전에 효소를 섭취하는 것은 왜일까요? 이유는 2가지입니다. 하나는 우리가 잠든 사이에 효소를 일하게 해서 가뿐하고 활기찬 아침을 맞이하게 하기 위함이고, 또 하나는 공복에 효소를 섭취하면 효소가 효과적으로 체내에 흡수되기 때문입니다. 식전과 식후에 먹는 효소는 소화기능을 돕고, 취침 전이나 평소 공복 시에 먹는 효소는 빠른 속도로 체내에 흡수되어 대사기능을 돕습니다.

효소섭취 시 효소의 기능을 최대화하기 위해서는 어떻게 해야 할까요? "효소의 적들을 가능한 한 피해라"는 것입니다. 효소가 열에 약하다는 사실은, 새삼스럽게 말씀드릴 필요가 없을 것입니다. 너무 뜨거운 물이나 음료, 음식은 절대로 효소와 함께 섭취하시면 안 됩니다. 또한, 너무 달거나 짠 음식도 설탕이나 소금의 삼투압 현상으로 효소활성을 떨어뜨리므로 함께 섭취하지 마십시오. 카페인과 알코올 역시 효소활성을 떨어뜨릴 수 있는 '효소저해제'에 속합니다. 개인 취향과 식성을 존중해야 하기 때문에, 적어도 효소와 함께 섭취하는 것만 주의하시면 좋겠습니다.

또한, 간편해서 알루미늄 도시락에 음식을 싸 가지고 다니거나, 알루미늄 쿠킹포일에 싸서 전자레인지에 데우는 경우가 있는데, 알루미늄은 특히 가열 시에 유해성 논란이 많으므로 가급적 피하는 것이 좋습니다. 알루미늄은 칼슘이나 마그네슘 등과 같은 금속이온으로서 효소와 결합하는 조효소의 일종입니다. 칼슘이나 마그네슘은 효소와 결합하여 효소의 형태를 최적의 상태로 유지시켜 주지만, 알루미늄은 효소와 결합하여 효소의 형태에 변형을 가져옵니다. 이러한 형태의 변형은 효소의 기능 저하와 직접적인 관련이 있습니다. 알루미늄 이외에 납이나 수은 등의 중금속도 유사한 피해를 주는 것으로 알려져 있습니다.

체내 효소량을 풍부하게 하고 건강을 유지하기 위해, 미네랄이 풍부한 물과 신선한 과일, 채소, 그리고 발효식품을 충분히 섭취해야 한다는 것은 이제 상식 중의 상식입니다. 또한 한번에 많은 양을 먹고 하루 1~2회로 그치는 '소나기 식사법'보다는, '조금씩 자주' 먹는 방식을 권장합니다. 감질날 정도로 소량을 먹되, 하루 5~6회 먹는 방식이지요. 이해를 돕기 위해 조금씩 자주 먹는 다음과 같은 식단을 예로 들어 보겠습니다.

❖ 식단 예

오전 9시	우유 1컵, 사과 1개, 빵(통곡물) 1조각
오전 11시	요구르트 1컵, 바나나 1개
오후 1시	밥(현미나 잡곡) 2/3공기, 반찬은 발효식품인 김치, 된장찌개, 절임 반찬 위주
오후 4시	과일주스[믹서나 스퀴저(squeezer)로 갈거나 짜서 만든 주스]나 발효액 1컵, 고구마 1개
오후 6시	밥(현미나 잡곡) 1/2공기, 반찬은 발효식품인 김치, 된장찌개, 절임 반찬 위주
오후 8시	와인 1잔, 모차렐라 샐러드(견과류 샐러드도 좋음)

〈그림 10〉 건강 유지를 위한 식단 예

효소치료 관련 정보

·

부록

—

1. 왜 효소가 건강에 좋은가요?

효소는 우리 몸의 건강에 필수적인 역할을 합니다. 물론 효소의 기본적인 기능은 소화 기능의 증진을 통한 체질 개선 및 신진대사 촉진입니다. 그러나 이러한 기본적인 기능 이외에 약으로서의 가능성을 가진 효소도 있습니다. 최근 알려지기 시작한 청국장에 포함된 나토키나아제(프로테아제의 일종)는 식품과 약의 중간에 위치한다고 할 수 있습니다. 섭취할 경우 혈전을 제거하여 우리 피를 맑게 한다고 알려져 있습니다. 현재까지 알려진 효소는 2~3천여 가지인데 이 중에서 약으로 널리 쓰이는 것은 대략 3가지 종류입니다.

첫째는 판크레아틴과 셀룰라아제 등이 소화제로 사용되고 있습니다. 물론 식품으로 사용하는 효소와는 그 제조 공정이 다릅니다. 두 번째는 염증을 제거하는 효소제품입니다. 항염치료제 및 관절염 치료제로 세라시오펩티다아제(프로테아제의 일종)라는 효소가 사용되고 있습니다. 세 번째로 항암치료 분야가 있습니다. 이 경우도 프로테아제가 사용되고 있습니다. 효소를 이용한 치료를 '효소치료'라고 하는데, 사람을 대상으로 하는 실험은 주로 유럽에서 이루어지고 있습니다. 그러므로 효소를 풍부하게 섭취하는 것은 소화와 신진대사 증진, 그리고 면역 강화에 큰 도움을 줍니다.

2. 효소는 채소에만 있나요? 효소는 어떻게 먹어야 가장 효과가 좋은가요?

효소는 채소와 과일을 비롯한 다양한 생식과 발효식품에 풍부하게 들어 있습니다. 우리 몸속의 효소량을 증진시키기 위한 식이요법 요령이 따로 있는 것은 아닙니다만, 식이요법에서 해야 할 것과 해서는 안 될 것은 다음과 같은 일반적인 지침을 따르시면 됩니다. 그러나 본인이 생각하기에 실천하기 어려운 방법이라고 생각되면, 자세한 것은 의사와 상의하는 것이 바람직합니다.

① 가능한 한 신선한 과일과 채소를 그 원래의 상태대로 최대한 많이 먹을 것.

② 많은 양의 마늘과 양파를 먹을 것.

③ 효소저해제를 함유한 음식을 삼갈 것.

④ 알루미늄 조리기구를 사용하지 말 것.

⑤ 소금을 피할 것.

⑥ 정제된 설탕이나 밀가루가 들어간 식품을 피할 것.

⑦ 반드시 복합탄수화물, 잡곡, 과일, 채소가 포함된 식사를 할 것.

⑧ 신선하게 짠 주스를 마실 것.

⑨ 지나치게 뜨겁거나 찬 음료, 혹은 음식을 피할 것.

⑩ 식사는 하루에 조금씩 5~6번 먹을 것.

⑪ 커피는 피할 것. 대신 녹차를 마실 것.

3. 효소를 효과적으로 섭취하는 방법이 있나요?

효소를 섭취하기 위해 신선한 야채주스나 과일주스를 마시는 것이 가장 보편적으로 좋은 방법입니다. 그러나 채소나 과일을 갈아 먹으면 아무래도 효소나 비타민을 비롯한 열에 약한 물질들이 파괴될 가능성이 높습니다. 따라서 일반 믹서보다는 열이 덜 나는 녹즙기 같은 것을 사용하는 것이 좋습니다. 이때 과일에 함유된 당분에 주의를 기울여 보아야 합니다. 아무리 좋은 과일이라도 많이 먹으면 당분을 과도하게 섭취하여 문제가 발생할 수 있기 때문입니다. 따라서 일반적으로 효소의 측면에서 본다면 생과일주스보다 생야채주스의 효과가 더 클 것입니다.

시중에서 판매되는 많은 야채주스나 과일주스는 대량으로 유통하기 때문에 고온에서 살균 공정을 거칩니다. 통조림뿐만 아니라 플라스틱 병이나 종이팩에 들어 있는 것도 모두 동일합니다. 따라서 신선한 주스를 사서 마신다는 것은 효소를 섭취한다는 측면에서는 불가능한 이야기입니다. 아침마다 배달되는 녹즙이나 과일즙의 경우도 제조사마다 다른 공정을 사용하므로 제조 시에 열을 가하는 살균 공정이 있는지를 확인해 보아야 합니다. 특히 열을 가하지 않고 제조하는 경우는 미생물 오염의 가능성이 있으므로 청결한 공정이 필수적입니다. 그러나 집에서 먹을 경우는 미생물이 자라기 전에 섭취하는 것이므로 손과 기계만 잘 씻어 사용한다면 전혀 문제될 것이 없습니다.

4. 효소 섭취의 측면에서 효소 함유 제품과 효모제품을 어떻게 설명할 수 있을까요? 효모에 효소가 풍부하다면 효소와 영양분을 골고루 섭취할 수 있는 효모를 먹으면 되는 것 아니냐고 이야기할 수 있을 것 같은데, 두 제품에 어떤 차이가 있을까요? 그리고 둘을 같이 먹는 건 어떤 의미가 있을까요??

효모는 기본적으로 미생물입니다. 따라서 탄수화물, 지방, 단백질이 많이 들어 있습니다. 물론 효소도 있지요. 그러나 효모를 섭취하는 기본적인 목적은 부족한 영양소의 보급입니다. 유사한 제품으로 클로렐라를 생각하시면 됩니다. 효소제품과 비교했을 때 효소의 활성은 떨어집니다. 당연히 효소가 주된 목표가 아니니까요. 하지만 효모제품도 곡류나 마늘 등 미생물 발효의 원료를 잘 선택하면 충분히 영양분을 공급하면서 효소도 공급할 수 있습니다. 결론은 효모제품과 효소제품을 딱 잘라서 구분할 수는 없지만 효소의 측면에서는 효소제품이 더 낫습니다.

5. 효소의 역가가 제품의 품질을 판단하는 지표가 되는 것인지요? 모 회사 제품의

경우 역가가 4천 단위(IU, international units) 이상이라고 합니다. 지난번 강의에서 발효원물의 역가가 4천 IU 이상 나오는 것은 힘들다고 하셨는데, 그 회사에서는 그 제품이 100퍼센트 발효원물이라고 했습니다. 그것이 가능한 수치인가요?

효소의 역가가 효소제품의 품질 기준이 될 수 있습니다. 물론 이게 전부는 아니지요. 양과 더불어 얼마나 많은 종류의 효소가 들어 있느냐도 중요합니다. 효소의 활성을 측정하는 역가측정법은 기업마다 상이합니다. 기업에서 자사의 제품을 위해 조금 변형된 방법을 사용하면 효소의 역가수치는 달라질 수 있습니다. 따라서 동일한 조건에서 비교를 해야 하는 것이지요. 조만간 효소연구소 기업이 세워지면 이런 의문점은 사라질 것이라 생각합니다.

6. 발효를 통해서 나오는 효소는 그 기전을 분해하는 효소라고 하셨습니다. 이를테면 쌀을 발효하면 아밀라아제가 생성되는 것처럼 파파인이나 브로멜라인과 같은 효소도 발효를 통해 생성될 수 있는 건가요? 아니면 추출을 해야 하는 것인가요?

채소나 과일 그 자체에 효소가 풍부하게 들어 있는 경우도 발효를 하면 효소의 함량이 증가할 수 있습니다. 현재 국내에는 필리핀 등지에서 수입하는 발효 파파야즙과 발효 파인애플즙이 팔리고 있습니다. 원료 자체에 효소가 많은 것은 굳이 발효를 할 필요가 없이 추출만으로도 충분하지만, 원료에 효소가 풍부하지 않은 경우는 발효를 통해 그 효소량을 증대시킬 수 있습니다.

7. 발효액을 파우치에 담을 경우 살균처리를 해야 한다고 하는데, 열을 가해 균처리를 하면 병에 보관된 발효액을 먹는 것보다 효능 효과가 많이 떨어질까요? 발효액의 유용성이 효소 섭취라기보다는 원료 자체에 있는 각종 영양 성분이라고 본다면 그렇게 크게 문제가 되지는 않을 것 같은데요. 가지고 다니면서 먹을 수 있는 발

효액을 병이 아닌 다른 용기에 담게 되면 위와 같은 문제는 어떻게 해결해야 할까요?

열을 이용한 살균처리는 유통과정에서 필수적입니다. 열처리를 할 경우에 피해를 보는 영양소는 효소와 항산화제, 미량원소 등입니다. 효소는 50°C 이상 온도에서 20분 이상 지나면 활성이 사라집니다. 항산화제 역시 열(빛)에 무척 약해서 고온처리를 할 경우 품질이 저하될 수 있습니다. 기타 미량원소 중에서 휘발성이 강한 것은 소량이지만 소실되겠지요. 그 외 일반적인 영양 성분 혹은 피토케미컬(phytochemical, 식물 속에 포함된 항산화 성분 등의 미량 영양원소) 등은 열에 안정하니 문제가 없을 것입니다. 결론은 약간의 품질 저하는 피할 수 없지만 유통 측면에서는 불가피합니다.

8. 아무리 유산균 농도가 높더라도 정장효과가 미미하다면, 이것은 어떤 이유 때문일까요?

우리 인체의 장은 무척 복잡한 메커니즘을 가지고 있습니다. 그래서 한두 가지 방법만으로 장을 건강하게 하기는 무척 힘듭니다. 필자도 제품을 기획하고 제조한 경험이 있습니다만, 이때 주요한 개념은 프리바이오틱스, 프로바이오틱스, 파이버(fiber)라고 생각합니다. 즉, 현재 자신의 장에 존재하는 좋은 미생물을 늘리는 방법(올리고당 혹은 프리바이오틱스)＋외부에서 공급하는 유용한 미생물(프로바이오틱스)＋물리적 연동운동을 위한 섬유질(수용성 파이버)입니다. 추가적으로 장내 산도를 pH 5 정도로 맞추어 주어야 하므로 산성 물질이 별도로 공급되면 더욱 바람직할 것입니다.

9. 방귀를 많이 뀐다는 것을 불완전하게 소화된 찌꺼기들이 장내 세균에 의해 분해되면서 가스를 배출하거나, 장내 세균 숫자가 많아져서 가스가 다량 발생하는 것으

로 이해할 수 있나요? 만약 그렇다면 발효된 효소식을 섭취하면 완전소화를 도와주고 이미 발효된 것이기 때문에 방귀가 줄어들어야 할 것 같은데, 발효식만 먹으면 방귀를 더 많이 뀌는 사람들을 어떻게 해석해야 할까요? 특히 채소나 과일 발효물을 먹었을 때 그런 현상들이 나타난다면, 그것은 어떻게 해결할 수 있을까요?

채소나 과일의 경우 섬유소가 많이 들어 있습니다. 문제는 섬유소가 셀룰로오스로 이루어져 있어서 우리가 이것을 소화시킬 수 없다는 것입니다. 즉, 셀룰라아제라는 효소가 없기 때문이지요.

일반적으로 음식이 소화되려면 미생물이 작용하여 가스가 발생하는 과정을 수반하는데, 이때 섬유소가 너무 많으면 이 가스가 잘 배출되지 못하고 섬유소 내에 갇히게 됩니다. 그래서 보리밥을 먹으면 방귀가 많이 나오게 되는 것입니다.

그리고, 발효식품이라고 할지라도 그 종류에 따라 미생물의 먹이가 되는 프리바이오틱스가 많이 함유되어 있는 경우에는 더욱 심한 가스가 발생합니다. 예를 들어 올리고당은 아주 좋은 프리바이오틱스인데 올리고당을 과량 섭취하면 단시간에 미생물이 증식하여 가스 발생이 늘어납니다. 방귀를 방지하려면 일단 꼭꼭 씹어 먹는 게 중요합니다. 방귀가 많이 나오더라도 냄새가 그리 독하지 않다면 그건 유익균이 많은 것이니 큰 문제는 없습니다.

10. 효소도 체질에 따른 궁합이 있지 않을까요?

이른바 사상의학에서 말하는 체질에 따른 효소 섭취 방법이 따로 있는 것은 아닙니다. 가장 좋은 방법은 효소가 풍부한 채소나 과일 등을 날로 섭취하는 것입니다. 착즙의 형태로 섭취하는 것도 좋은 방법입니다. 물론 농약과 화학약품이 없는 것이면 더욱 좋겠지요. 과일로는 배나 포도, 파인애플, 파파야 등이 좋고 채소로는 토마토, 당근 등 색이 화려한 것이 좋습니다. 특히 다양한 색의 채소와 과일은 효소뿐만 아니라 항산화제 및 비타민, 식이섬유, 그리고 미네랄의 훌륭한 공급원이 됩니다.

그다음으로 발효한 식품을 섭취하는 것입니다. 김치, 된장, 식혜 등이 대표적인데, 효소활성의 측면에서 소금이 덜 들어가도록 담그는 것이 중요합니다. 그리고 청국장도 좋은 효소원인데, 오랜 시간 끓게 되면 효소의 활성이 사라지므로 각별한 주의가 필요합니다. 발효 과정을 거치면 모든 식품은 보다 더 소화되기 쉬운 형태로 바뀝니다. 소금과 당분만 주의한다면 말이죠.

다음으로 싹이 난 식물(일명 sprout, 새싹)을 선택하여 먹는 것입니다. 모든 식물은 싹이 날때 가장 많은 효소를 함유합니다. 우리가 감주를 담글 때 사용하는 엿기름도 보리에 싹을 내어 제조한 것입니다. 무순이나 브로콜리순 등은 아주 훌륭한 효소원입니다. 현대인들의 섭취 편의성을 고려한다면 현재 판매되고 있는 품질 좋은 생식도 좋은 대안이 될 수 있으며, 효소를 함유한 효소건강식품도 좋은 방법입니다. 우리의 식문화가 점점 서구화되어 갈수록 우수한 영양분의 섭취가 절실해집니다.

11. 액상 효소제품에 대해 자세히 알고 싶습니다.

현재 효소제품으로 광고하며 팔리는 제품 가운데 액상 효소제품이 있습니다. 그러나 엄밀한 의미에서 대부분의 액상 효소제품은 효소 함유 제품이 아닌 발효액 제품입니다. 즉, 활성이 살아 있는 효소가 포함되어 있는 것이 아니라 곡류 및 기타 기질에 효모를 비롯한 여러 다양한 균을 배양한 배양액입니다. 발효배양액이란 미생물이 기질에 붙어 자라면서 그 기질을 분해하여 나온 액체로서, 일반적으로 소화되기 쉬운 형태로 변형된 것이라고 생각하시는 게 좋습니다. 쉬운 예로 발효된 김치, 발효된 요구르트, 발효된 식혜를 생각하시면 됩니다. 이들 음식은 발효의 과정을 거치면서 영양분이 더 소화되기 쉬운 형태로 분해되기도 하며, 숙성이라는 과정을 거쳐 새로운 물질이 생성되기도 합니다. 따라서 발효액 가운데에는 우리 몸에 무척 유익한 성분을 함유한 경우도 많이 있습니다. 그러나 발효액은 다양한 채소와 과일을 이용해서 만든 소화되기 쉬운 액상 제품입니다.

꼭 알아 두셔야 하는 것은 발효액이라고 해서 모두 효소가 풍부한 효소액은 아니라는 것입니다. 더욱이 액상 제품은 유통과정을 위하여 열처리 등을 거치게 되면 효소가 불활성화되는 경우도 많으므로, 제품의 형태를 잘 확인하는 지혜가 필요합니다.

12. 효소의 활성을 저해하는 효소활성 저해제란 어떤 것인지요?

효소활성 저해제(enzyme activity inhibitor)란 효소의 활성을 방해하는 물질을 말합니다. 일반적으로 효소의 활성을 낮추는 원인으로는 열과 산도가 있습니다. 그다음으로 높은 소금 농도와 화학물질 혹은 중금속 농도를 들 수 있습니다. 효소를 비롯한 모든 단백질은 고유한 활성온도를 가지고 있습니다. 즉, 가장 높은 활성을 나타내는 온도가 있다는 것이지요. 북극곰을 열대 지방에 가져다 놓았다고 생각해 보세요. 북극곰은 추운 북극에서 가장 활발하게 활동할 수 있는 것과 같은 이치입니다. 특히, 우리가 복용하는 효소는 일반적으로 우리 몸의 체온 부근에서 가장 높은 활성을 나타냅니다. 이 효소를 끓는 물에 넣고 푹 삶는다든가 꽁꽁 얼린다면 원래 가지고 있던 기능을 쉽게 상실하게 됩니다. 따라서 활성이 높은 효소가 다량 함유되어 있는 신선한 채소나 발효식품 등은 되도록 열과 접촉이 없는 상태에서 섭취하는 것이 좋고, 살균을 위해 열처리를 해야 할 경우 최단 시간(채소의 경우 데치는 정도)에 처리하는 것이 필수입니다.

다음으로 산도가 중요한 변수입니다. 너무 산도가 낮은 식초를 과량 사용한다든가 최근 유행하는 알칼리수를 너무 많이 사용하게 되면 효소의 활성이 무척 낮아지게 됩니다. 적당한 산도에서 조리를 하는 것이 좋습니다. 그러나 효소건강식품은 위와 장에서 골고루 작용할 수 있도록 조제되어 있어서 음용수와 같이 섭취하면 큰 문제가 없습니다. 일반적으로 짠 음식은 효소의 활성이 무척 낮습니다. 예로부터 돼지고기를 먹을 때 새우젓을 찍어 먹으라고 하는데, 이것은 새우젓에 포함되어 있는 단백질 및 지방 분해효소가 돼지고기를 잘 분해하여 소화를 돕는다는 원리에서 나온 말입니다. 그러나 새우젓에는 소금이 너무 많이 들어 있어 효소의 활성을 충분히 내기 어렵습니다. 물론 새우젓을 만들 때 다른 잡균의 오염을 막기 위해서는 다른 방법이 없습니다. 새우젓 이외의 다른 젓갈류도 동일합니다. 김치의 경우는 짜지 않게 담가 먹는 것이 건강에 큰 유익이 있습니다. 짜게 먹으면 효소활성도 떨어질 뿐 아니라 소금으로 인한 다른 부작용도 겪게 됩니다. 최소한의 열을 가하고 좀 덜 짠 발효음식을 많이 섭취한다면 우리의 음식문화는 더욱더 훌륭해질 것입니다.

13. 유산균과 효소 중에서 어떤 것이 쾌변에 좋을까요?

쾌변은 활발한 장운동의 결과로 이루어지는 현상입니다. 장운동이 활발하게 이루어지려면 여러 요인이 복합적으로 작용해야 합니다. 장이 건강하면 장운동도 활발해지는 것은 당연한 결과입니다. 일반적으로 장이 건강해지려면 장내 환경이 약산성이 되어야 합니다. 소장보다는 대장의 건강이 더욱 중요합니다. 즉, 대장의 산도(pH)가 5 부근이 되면 건강한 상태라고 짐작할 수가 있습니다. 대장이 약산성의 조건이 되기 위해서는 여러 가지 식품을 복용할 수 있습니다. 대표적인 것으로 올리고당과 유산균이 있습니다. 올리고당을 프리바이오틱스라고 하고, 유산균을 프로바이오틱스라고 합니다. 최근 모 회사의 텔레비전 광고에 '프로바이오'라는 명칭이 나오는데 유산균을 통칭하는 것이라고 보시면 됩니다. 유산균은 미생물의 일종으로 외부로 유산 혹은 젖산(락트산, lactic acid)을 배출하는 역할을 담당합니다. 이 미생물이 배출한 유산이 장내의 조건을 산성으로 맞추는 것이지요. 올리고당을 먹어도 동일한 효과를 볼 수 있습니다. 올리고당은 이미 장내에 존재하는 미생물을 잘 자라게 하는데, 특히 유산균 및 비피더스균의 생육을 증가시킵니다. 또한 감식초와 같은 산성 음식을 먹는 방법이 있습니다.

마지막으로는 식이섬유를 섭취하는 방법입니다. 식이섬유는 실처럼 가늘고 길게 늘어져 있는 식품을 가리키는 말로서, 대표적인 것이 고구마입니다. 고구마를 먹은 다음날 속이 편안해지는 것은 아마 여러분 모두가 경험해 보셨을 겁니다. 미역을 비롯한 많은 유용한 식이섬유가 있습니다. 요즘은 마시는 드링크로도 개발이 되어 더욱 친근하게 느껴집니다. 그런데 가장 좋은 방법은 고구마를 신 김치에 싸서 먹는 것입니다. 신김치에는 신맛을 내는 산성 물질도 많이 들어 있고 유산균까지 많아 '유산균 + 식초'의 효과를 내며 식이섬유가 배변을 돕습니다. 한겨울에 아랫목에서 구운 고구마와 같이 먹던 신김치에 이렇게 놀라운 기능이 있다니 다시 한 번 선조의 지혜를 생각하게 하는군요.

그렇다면 효소는 장운동에 어떤 도움을 줄까요? 효소는 그 자체로서 식품을 분해하는 기능을 가지고 있어서 소화기능을 증진시켜 줍니다. 효소가 장에 직접 작용하여 장의 상태를 산성으로 만들어 주지는 못합니다. 간접적인 기능만을 할 뿐입니다. 그러나 실제 효소제품은 곡류나 배아 등과 같이 섞여 있는 경우가 많으므로 식이섬유의 작용으로 배변기능을 증가시킬 수 있습니다. 그러나 모든 효소제품이 배변기능을 증진시켜 주지는 못합니다.

식품 이외에는 약품이 있습니다. 장운동을 강제로 증가시키는 약물이 많이 개발되어 있는데, 이들 약물은 식품에는 사용할 수 없습니다. 약물을 복용하는 것은 약사나 의사와 상의 후 진행해야 하는 것은 물론, 장기적으로 복용할 경우 중독 현상이 있어 장운동이 더욱 나빠질 경우도 있다는 것을 명심해야 할 것입니다.

14. 우리 몸속의 효소량을 증진시킬 수 있는 방법은 무엇입니까?

미국과 유럽에서는 육식의 피해를 최소화할 수 있는 효소치료법이 발달하였는데, 다음의 내용을 '5단계 효소 프로그램'이라고 합니다.

① 독소 제거

② 균형 잡힌 식사

③ 효소, 비타민, 미네랄 등 건강식품의 섭취

④ 몸에 산소를 공급하기 위한 규칙적인 운동

⑤ 긍정적인 생각, 태도

아주 상식적인 것인데, 우선 몸의 독소를 제거하고 균형 잡힌 식사와 보충적으로 건강식품을 섭취하고 육체적인 운동을 하며 정신건강도 챙기라는 것입니다. 한마디로 몸과 마음이 균형을 이뤄야 우리 몸의 효소도 균형이 잡힌다는 말이겠지요.

15. 효소찜질은 무엇입니까?

최근 건강과 피부에 대한 관심이 고조되면서 인체의 노폐물 제거, 피부 개선, 피로 회복, 혈액순환 및 신진대사 개선 등의 효과가 있는 고온의 찜질욕을 즐기는 사람들이 크게 증가하고 있습니다. 특히 최근 발효와 효소에 대한 관심의 증가로 효소온욕을 즐기는 사람의 수도 급증하고 있습니다. 찜질은 그 시행 방법에 따라 크게 건식과 습식에 의한 2가지로 구분합니다. 건식은 전기나 화석연료를 사용하여 열을 내는 장치를 이용하여 몸의 전체나 일부를 찜질하는 것이고, 습식은 가장 일반적인 민간요법으로서 일정한 시간 동안 온몸을 온수나 열수에 담그는 방법과 스팀을 이용하여 온몸을 일정 시간 이상 노출시키는 방법입니다.

찜질은 뜸과 마찬가지로 우리 몸의 신진대사를 촉진시켜 누적된 땀과 노폐물의 분비를 촉진시키고 근육을 자극하며, 오장육부에 활력을 주어 현대인의 불규칙한 생활에 따른 스트레스와 피로를 해소할 수 있다고 알려져 있지요. 최근에는 이 효과를 극대화시키기 위하여 온수나 열수에 다양한 한방재료, 기능성 식물, 미용재료와 같은 물질을 첨가하거나 황토나 옥,

맥반석 등의 천연물을 이용하려는 시도가 많이 이루어지고 있습니다. 또한 최근에는 기존 열수찜질과는 달리 고체 분말 상태의 배지를 이용한 시도가 많이 이루어지고 있습니다. 밀기울, 쌀겨, 톱밥 등에 고온을 발생시키는 다양한 형태의 미생물을 이용하여 발효된 고온 고체 배지를 이용하기도 합니다. 이러한 발효 고체 배지는 땀띠, 가려움증, 습진 등과 같은 피부질환을 예방하거나 치료하는 데 탁월한 효과가 있는 것으로 전해집니다. 한번쯤 효소찜질을 해 보시는 것도 새로운 경험 아닐까요?

16. 가공된 효소식품은 연령대와 무관하게 누구나 섭취 가능한가요? 또 부작용은 없는지 궁금합니다.

현재 국내에서 판매 중인 효소식품은 액상 제품과 가루 형태의 분말 제품, 과립(granule) 제품, 환 제품 등으로 나눌 수 있습니다. 액상 제품의 경우는 효소액을 물과 희석하여 마시고 분말 제품은 일정량을 그대로 씹어 먹거나 물과 함께 먹습니다. 제품마다 권장하는 연령대가 조금씩 다르긴 합니다만, 보통의 경우 연령대와 무관하다고 할 수 있습니다. 효소식품은 활성단백질인 효소를 함유하고 있어서 개인의 체질에 따라 알레르기 반응을 나타낼 수 있습니다. 섭취 후 몸이 가렵거나 설사를 심하게 하면 섭취를 중단하는 것이 좋습니다.

17. 평소 가려움증이 있는 알레르기 체질의 사람이 효소식품을 먹으면 좋아진다고 하는데, 정확한 이야기인가요? 섭취 중 알레르기 증상이 더 심해지거나 혹은 알레르기 체질이 아닌 사람이 알레르기 체질로 변할 수도 있는지요?

가려움증의 원인은 무척 다양합니다. 환경적 요인으로 봄철의 꽃가루나 황사에 의해서 발행하기도 하고 집먼지나 진드기 등에 의해서 발생하기도 합니다. 식품에 의한 것으로는 콩이나 땅콩에 민감하게 반응할 수도 있고 해산물 등에 포함된 미량의 독소에 의해서 가려움증이 생기기도 합니다. 효소식품의 경우에도 다른 식품과 마찬가지로 개인의 체질에 따라 가려움증을 포함한 다양한 알레르기 증상이 나타날 수 있습니다. 섭취 후 일주일 이내에 몸의 변화를 잘 관찰하여 계속 섭취를 할지 중단할지를 정해야 합니다. 물론 효소식품을 섭취하고 건강한 체질로 바뀐 분들의 사례도 무척 많습니다.

18. 일흔이 넘은 고령인데, 효소식품만 먹으면 고열이 나고 제품 섭취를 중단하면 이러한 증상이 없어진다고 합니다. 효소를 섭취할 경우, 고열을 동반하는 경우도 있는지요?

노인이 되면 모든 장기의 기능이 원활하지 않은 경우가 많습니다. 무엇 때문인지는 모르겠으나 고열이 발생한다면 염증성 질환일 가능성도 있으므로 섭취를 중단하는 것이 좋겠습니다. 장과 간의 기능이 원활하지 않을 경우 이러한 증상이 나타날 수 있습니다.

19. 제품을 섭취하면 바로 몸에 열이 나는 증상이 나타나며, 열이 오르는 부위가 매번 다릅니다. 또한 장기간의 두통을 동반하는데, 섭취량을 좀 줄이면 나아지는 듯도 합니다. 효소를 너무 많이 먹어서 나타나는 현상인가요, 아니면 호전반응인가요?

두통과 붓기, 그리고 열이 나는 증상은 우리 몸 안에 염증이 많다는 증거입니다. 일반적으로 효소를 섭취하면 염증성 질환이 치유되는 사례가 대부분이지만 체질에 따라서 염증이 오히려 증가하는 경우도 있습니다. 이럴 경우는 효소의 섭취를 중지하는 것이 좋습니다. 일반인의 경우는 호전반응과 부작용을 구분하기 매우 힘들기 때문에 섣부르게 판단하지 마시고 일단 섭취를 중단하는 것이 좋겠습니다.

20. 장기간 관절염을 앓고 있습니다. 효소가 염증과 통증에 좋다고 하는데, 얼마나 오랜 기간을 먹어야 하는지요? 식품으로 먹는 효소가 그런 역할을 할 수 있나요?

효소는 식품이지 약이 아닙니다. 따라서 치료 목적을 가지고 섭취하는 것은 권장하지 않습니다. 영양 공급을 원활히 해 주고 건강 증진과 체질 개선의 역할을 하는 것이 효소의 역할입니다. 따라서 적당한 운동, 충분한 휴식과 더불어 균형 잡힌 식사와 효소의 균형이 중요하다고 할 수 있습니다.

21. 자연식품에 있는 효소와 인위적인 가공과정을 거쳐 만들어진 효소 사이에 차이점이 있는지요? 있다면 어느 것이 더욱 효과적인가요?

자연식품에 있는 효소와, 발효과정과 분리정제 과정을 통해 만들어진 효소의 종류에는 큰 차이가 없습니다. 단지 효소의 활성과 양에 차이가 있습니다. 즉, 일반적인 식품에는 소량의 효소가 들어 있으므로 매일 드셔도 큰 부작용이 없는 반면에 효과는 조금 떨어지고, 효소식품의 경우는 효소의 양이 상대적으로 많이 들어 있으므로 효소에 의한 여러 가지 효과를 경험하실 수 있습니다. 그러나 권장량을 기준으로 섭취하셔야 하며 간혹 부작용이 발생할 수 있습니다.

22. 위장질환(위염, 위궤양)이 있는 사람에게 효소가 도움이 된다는데, 어떠한 원리로 그런가요? 만들어진 효소를 장기간 섭취하면 혹시 내 몸의 소화효소 기능이 약해지거나 생산능력이 저하되는 것은 아닌지요?

효소는 우리가 섭취하는 음식물을 분해하여 죽처럼 만들어서 몸속의 혈류로 이동하는 것을 도와줍니다. 위장 기능이 약하거나 문제가 있는 경우에 소화와 흡수를 도와 위의 부담을 줄여 줍니다. 그러나 위염이나 위궤양이 심한 경우는 효소의 섭취가 위를 자극할 수도 있으므로 일단 의사의 처방을 통해 위질환을 치료한 후 효소를 섭취하는 것이 좋습니다. 효소식품의 섭취로 인한 소화기능의 저하는 학계에 보고된 바 없으므로 그리 걱정하지 않으셔도 됩니다.

23. 효소식품을 만들 때 어떠한 과정을 거쳐서 만드나요? 종균이 있다고 들었는데 종균은 무엇인가요?

효소식품은 곡류나 과일 혹은 채소에 미생물을 접종(inoculation)한 후 발효시켜 제조합니다. 이때 접종하는 미생물을 '종균(種菌)'이라고 합니다. 종균은 크게 박테리아와 곰팡이(혹은 효모)로 구분할 수 있습니다. 청국장을 발효시킬 때 접종하는 미생물이 박테리아 종류이고 된장이나 막걸리를 만들 때 사용되는 것이 곰팡이 혹은 효모라고 생각하시면 됩니다. 이 미생물은 우리가 섭취했을 때 문제가 없는 것으로 잘 선별하여 사용해야 합니다.

24. 집에서 담근 매실이나 된장, 고추장, 간장 등 발효식품이 많은데, 이 식품들도 효소를 많이 함유하고 있나요? 효소가 있다면 비싼 돈을 주고 제품을 구입해 먹을 필요가 없지 않을까요?

집에서 만들어 먹는 발효식품도 미생물과 효소의 작용으로 만들어집니다. 따라서 발효음식에는 원칙적으로 효소가 들어 있다고 볼 수 있습니다. 그러나 발효식품을 보관, 조리하는 중에 열을 가하거나 공기와 접촉하는 등의 문제점으로 인해 효소의 활성이 사라집니다. 최종적으로 우리가 섭취하는 음식 중에서 효소가 풍부한 음식은 가열이나 조리를 하지 않은 김치, 낫토, 강된장 정도라고 보시면 됩니다.

25. 효소 다이어트 식품을 찾아보면 발효 엑기스 제품이 많던데, 액상효소 제품과 분말효소 제품의 차이는 무엇인가요?

효소제품의 유형은 액상과 분말로 나눌 수 있습니다. 일반적으로 효소활성은 분말 제품이 액상 제품보다 높습니다. 그러나 액상 제품에는 다양한 산야초 추출물을 비롯한 식물성 영양성분(phytochemicals)이 분발 제품보다 풍부합니다. 소화흡수의 측면에서도 액상 제품이 분말 제품보다는 우수하다고 볼 수 있습니다. 한편 이동의 용이성이나 장기간 보관 시에 활성을 유지할 수 있는 부분에서는 분말 제품이 우수합니다. 따라서 이러한 장단점을 구분하여 제품을 선택하는 게 좋습니다.

26. 효소가 수분과 닿으면 활성도를 잃는다고 들었는데, 요즘 미국에서 액상으로 되어 있는 효소식품이 들어온 걸로 알고 있습니다. 효소의 활성도가 높다고 하는데 맞는지요?

우리나라에서 판매되는 효소제품과 미국과 독일 등지에서 판매되는 효소제품은 그 성분과 형태가 무척 다릅니다. 우리나라의 효소제품은 식품의 형태인 반면, 미국·독일의 제품은 약의 형태가 많습니다. 효소의 함유 농도는 국내 제품에 비해 미국, 독일 제품이 무척 높습니다. 최근 미국에서는 효소를 액체에 녹인 후 이것을 코팅한 제품이 발매되었습니다. 이 제품은 위액에서 안정하며 장속에서 녹는 장용성 제품으로 효소의 흡수율을 최대로 올릴 수 있는 장점이 있습니다. 그러나 그 효과와 부작용에 대해서는 조금 더 시간이 지나야 자세한 결과를 알 수 있을 것 같습니다.

27. 효소, 효모와 발효의 차이는 무엇입니까? 막걸리는 발효과정을 거치므로 효소 식품인가요?

가장 자주 받는 질문 가운데 하나가 이것입니다. 발효(醱酵, fermentation)는 효모(酵母, yeast)라는 미생물이 효소(酵素, enzyme)를 분비하며 이루어 내는 화학변화의 과정입니다. 예를 들어, 막걸리는 효모와 곰팡이를 비롯한 다양한 미생물이 아밀라아제 효소를 분비하여 쌀이나 밀가루를 포도당으로 만들고, 다시 산화효소를 분비하여 포도당을 알코올로 변화시키는 것입니다. 따라서 막걸리는 발효식품입니다. 그러나 한번 분비된 효소는 그 역할을 다하면 사라지기 때문에 약간의 효소만이 남아 있습니다. 그런 의미에서 효소식품이라고 부르기에는 조금 미흡합니다. 그러나 발효과정에 접종된 미생물인 효모는 풍부하게 살아 있어서 훌륭한 정장작용을 합니다.

28. 효소식품은 발효과정을 거쳐 제조된 식품이므로 어떠한 알레르기 반응이나 부작용도 발생하지 않는다고 들었습니다. 절대로 부작용이 없다는 것이 사실인가요?

어떠한 식품이든 개인의 현재 체질, 환경에 따라 반응이 다르게 나타날 수 있으며, 특별히 음식 알레르기가 있는 분을 제외하고는 일반적으로는 가장 안전한 식품입니다. 다만 특이 체질인 사람의 경우 반드시 성분을 확인하고, 제품 포장에 안내되어 있는 정량만을 섭취하는 것이 좋습니다.

29. 간(간경변, 간암) 등에 이상이 있는 경우 효소식품을 섭취해도 되는지요?

중증 질환자의 경우는 효소식품을 복용하기 전에 반드시 전문의와 상담하는 게 좋습니다.

30. 효소제품 섭취 후 간 수치가 급작스럽게 올라갔습니다. 전문의로부터 효소식품의 다량 섭취로 인하여 간에 무리가 갔다는 소견을 들었습니다. 맞습니까? 효소가 간 수치에 영향을 미치는지요? 만약 연관성이 있다면 섭취량의 문제인가요, 섭

취 방법의 문제인가요? 연관성이 없다면 어떤 이유 때문에 이와 같은 결과가 나왔을까요?

일일 섭취량을 정확히 지켜서 섭취했을 경우, 건강한 성인의 경우 몸에 무리를 줄 만한 섭취량은 아닙니다. 간 수치의 변화에 영향을 미치는 요인은 여러 가지가 있을 수 있으므로 세밀한 진단을 통하여 원인을 찾아보는 것이 좋겠습니다.

31. 간에 문제가 있어서 전문의로부터 모든 식품을 데쳐 먹도록 안내를 받았습니다. 판매자로부터 효소식품은 발효과정을 거친 식품이며, 생식이 아니므로 섭취해도 전혀 문제가 없다고 들었는데, 맞습니까?

식품 섭취에 제한을 많이 받는 경우나 질환이 있는 경우에는, 전문가와의 상담을 권합니다.

32. 위염, 위궤양이 있는데 효소식품 중 어떤 식품을 선택해서 섭취하는 것이 좋을까요? 효소가 위염, 위궤양에 효과가 있는지요? 식후, 식전, 혹은 공복 시 중 언제 섭취하는 것이 더 효과적인가요?

식전, 식사 중, 식사 직후 섭취 시 소화과정에 도움을 주며, 공복에 섭취 시에는 효소 공급용으로 도움이 됩니다.

33. 변비가 매우 심한데 효소가 도움이 된다고 들었습니다. 식이섬유 제품과 효소 중 어떤 식품을 선택하는 것이 더 효과적일까요?

단기간에 도움을 받으려면 식이섬유 제품이 좋지만, 근본적인 도움을 받으려면 소화력부터 정비해야 하므로 효소식품을 꾸준히 장복할 것을 권장합니다. 되도록 두 제품을 함께 섭취하는 것이 훨씬 좋겠지요.

34. 수년 전에 암수술을 한 적이 있는데, 효소식품을 먹으면 재발 예방에 도움이 될까요?

현재 항암치료 중인지요? 아니면 병원에서 섭취를 제한하는 식품이 있는지요? 전문가와 상담하신 후 선택하시는 것이 바람직합니다.

35. 얼마 전에 암수술을 마쳤으며, 현재 항암치료 중인 환자인데 효소식품을 먹어도 되는지요?

병원에서의 치료 내용을 정확히 알아야 합니다. 정상적으로 식사가 가능한지요? 만약 정상적인 식사가 불가능하다면, 영양이 불균형한 상태이고 면역력이 약화되어 있으므로 효소식품을 통해 소화기능을 회복하는 정도로 복용하는 것이 좋겠습니다.

36. 효소는 40℃에서 최고 활성을 나타낸다고 들었습니다. 사람의 체온이 36.5℃이면 효소가 최고 활성도를 갖기에는 열악한 환경이 아닌가요? 어떤 효소제품의 경우, 체온에서 활성도를 갖도록 '냉동발효공법' 기술로 제조, 인체 내 최고의 활성을 갖도록 했다고 하는데, 사실인가요?

최고 활성온도가 40℃인 효소는 36.5℃에서도 최고 활성의 90퍼센트 이상의 활성을 안정적으로 나타낼 수 있습니다. 만들어진 효소는 그 활성을 오래 유지하기 위하여 '동결건조방법'으로 제조하는 것이 일반적입니다. '냉동발효공법'으로 제조한 효소가 특별히 체온에서 높은 활성을 가지는 것은 아닙니다.

37. 최근 고강도 효소라는 제품이 눈에 띄곤 합니다. 고강도 효소란 무엇이고 관련된 주요한 내용에 대해 알고 싶습니다.

고강도 효소는 미생물의 발효 후 분리정제 과정을 거친 제품으로 100퍼센트 효소단백질로 이루어진 제품을 가리킵니다. 고강도 효소는 효소 단백질입니다. 조효소는 효소의 활성을 돕는 물질을 말하는데 비타민, 미네랄 등을 가리킵니다. 고강도 효소는 미생물을 발효하여 제조합니다. 인공적으로 만든 발효기와 분리정제 장치를 이용하여 제조하지만, 사용하는 미생물과 배지 등은 모두 천연물질이고, 제조과정은 천연발효과정입니다. 고강도 효소는 단기간에 소화를 돕거나 몸의 부종을 제거하고 통증을 없애는 효과를 나타내기도 합니다만, 몸에 유익한 영양성분은 함유하고 있지 않습니다. 곡물발효효소는 우리 몸에 유익한 탄수화물, 지방, 단백질, 비타민, 미네랄을 적절히 공급하는 천연영양제로서, 곡류효소의 영양성분이 몸에 잘 흡수될 수 있도록 고강도 효소를 첨가한 것입니다. 이 곡류에 포함된 비타민과 미네랄이 고강도 효소의 작용을 돕는 작용도 합니다. 따라서 발효곡물과 고강도 효소의 궁합은 아주 좋다고 말씀드릴 수 있습니다.

38. 최신 유산균 제품에는 프리바이오틱스와 효소가 포함된 제품이 있습니다. 효소와 유산균 그리고 프리바이오틱스를 같이 먹으면 좋은 이유가 있을까요?

일반적으로 효소는 음식의 분해와 소화를 촉진하여 음식물의 분해물질인 포도당과 아미노산 등이 장내 미생물의 먹이로 쉽게 이용할 수 있도록 도와줍니다. 그리고 신선한 과일과 야채로 이루어진 음식 속에는 다양한 종류의 프리바이오틱스가 풍부하게 들어 있습니다. 따라서 효소가 풍부한 식품과 건강식품을 꾸준히 섭취하면 소화기능이 향상될 뿐만 아니라 우수한 프리바이오틱스를 공급해 주게 됩니다. 그러므로 양질의 프로바이오틱스를 섭취하는 것이 좋습니다. 음식으로는 맛있는 김치나 청국장 등의 발효음식을 즐겨 먹어야 합니다. 김치는 전통 발효식품의 대명사로 유산균의 보고(寶庫)입니다. 과거에는 김치 속에 든 유산균은 위산에 약해 장까지 도달하지 못하는 것으로 알았습니다. 그러나 여러 연구결과에 따르면 김치에 있는 유산균은 거뜬히 장에까지 안착합니다. 오이지, 동치미, 피클 등 절임채소에도 유산균이 들어 있습니다. 김치나 절임채소에는 프로바이오틱스뿐만 아니라 효소도 풍부합니다. 빵 속에도 유산균이 들어 있으나 굽는 과정에서 죽는 것이 문제이긴 합니다. 유산균을 분말화해 건조한 정장제도 이용할 만합니다. 일부 유아용 분유에는 정장제가 첨가되어 있습니다. 특히, 정장제는 장기간의 해외여행 시에 휴대하여 섭취하기에 알맞습니다. 수백억 마리의 유산균이 든 발효유를 하루 한 병 이상 먹는 것은 가장 간단하고 효과적인 프로바이오틱스 섭취법이라고 할 수 있습니다. 효소와 프로바이오틱스를 같이 섭취하는 것에 대해 가장 많이 오해하는 것 중의 하나가 효소는 장 건강과 무관하다는 것입니다. 이것은 잘못된 생각입니다. 효소는 음식의 분해와 소화를 도와 장을 건강하게 하는 가장 중요한 성분 중의 하나입니다. 효소의 종류 중에서 식물 유래 혹은 동물 유래 효소가 모두 도움을 줍니다. 물론 효소는 소화뿐만 아니라 면역기능과 항염기능도 가지고 있어서 프로바이오틱스 혹은 유산균과 궁합이 잘 맞습니다. 또 다른 오해 중의 하나는 유산균 발효유를 마시면 금세 대변이 황금색으로 변한다는 것입니다. 그러나 장내 세균의 변화는 하루아침에 이루어지지 않습니다. 장기간 음용해야 대변 색깔에 영향을 미칩니다. 특히 황금색 변은 유아기의 특징으로 성인들은 황금색에 가까운 변이지 황금색 변은 아닙니다. 특히 효소나 유산균은 장까지 도달할 수 있습니다. 효소는 그 특징에 따라 위액에도 파괴되지 않는 제품도 있으며, 일부 제품은 코팅기법을 도입하여 장에서 그 효과를 발휘하도록 만들어져 있습니다. 유산균이 장까지 도달하는 것은 여러 실험을 통해 확인된 내용입니다. 즉, 결론은 이렇습니다. 최근 국내에서 판매되고 있는 곡류발효효소와 락토바실러스 등의 유산균이 같이 들어 있는 제품은 소화를 돕고 장을 건강하게 하는 정장기능과 더불어 항염, 면역 기능의 증강 기능이 있어서 각각을 따로 복용하는 것과는 다른 상승작용이 존재합니다. 그래서 유산균을 효소의 기능을 돕는 조효소라고 부르기도 한답니다.

39. 소화효소 가운데 리파아제(lipase)의 역할이 무척 궁금합니다. 이 효소에 대해 조금 더 자세히 말씀해주실 수 있을까요?

리파아제는 지방산을 분해하는 소화효소입니다. 실제로 리파아제는 기름진 음식의 분해에 큰 효과가 있습니다. 일반적인 사용량은 10~20U/g입니다. 즉 그램당 20단위 이상을 사용하는 것이 좋습니다. 예시로 2,000U를 사용한 것은 상당히 과량이라고 판단됩니다. 인체에서 분비되는 리파아제는 섭취한 기름이나 지방을 분해하여 칼로리를 증가시키는 데 사용합니다. 따라서 인체에서 분비되는 리파아제의 활성을 저해하면 삽겹살 등이 소화되지 않고 그대로 대변에 나오게 됩니다. 이런 원리로 다이어트가 되는 것이죠. 그런데 곡류효소에 리파아제를 넣게 되면 섭취한 성분 중의 지방을 분해하여 소화를 돕습니다. 또한 염증을 억제하는 효과도 있습니다. 따라서 몸에서 분비되는 효소와는 조금 다른 역할을 한다고 할 수 있습니다. 위산에 영향을 받는 효소를 보호하기 위하여 '장용' 코팅을 한 소화제 제품이 많습니다. 곡류효소의 경우 별도의 코팅과정이 없어 활성을 잃을 수 있습니다. 그러나 효소가 위액에 100퍼센트 파괴되지는 않고 또한 효소를 그냥 먹는 것에 비하여 효소를 보호하는 간접효과는 있다고 말씀드릴 수 있습니다. 몸에서 분비되는 아밀라아제는 전분을 분해하여 포도당으로 바꾸는 효소입니다. 따라서 식사와 함께 곡류효소를 같이 드시면 일시적으로 혈당을 증가시킬 수 있습니다. 그러나 효소를 식사 전 혹은 식간에 드시게 되면 살이 찌거나 혈당이 올라가지는 않습니다. 오히려 소화되지 않는 잔류물을 분해하여 위와 장의 기능을 도와주고 몸을 가볍게 할 수 있습니다. 곡류효소 혹은 순수한 효소 성분으로서의 리파아제는 몸에서 분비되는 리파아제와는 그 작용 기전이 다릅니다. 따라서 효소치료제로서 리파아제가 효과가 있는 것도 옳고, 몸에서 분비되는 리파아제의 활성을 억제하여 소화를 방해함으로써 다이어트를 도와주는 것도 옳습니다.

40. 요즘 콜라겐 제품의 인기가 대단합니다. 저도 여러 종류의 콜라겐 제품을 이미 먹고 있는데요, 콜라겐과 효소는 어떤 관계가 있나요? 같이 먹어도 문제가 없이 몸에 좋을까요?

콜라겐 단백질은 아미노산으로 이루어져 있습니다. 아미노산을 '포도알'이라고 보시면 콜라겐은 '포도송이'라고 볼 수 있습니다. 포도송이를 먹으면 그게 몸속에서 잘라져 포도알로 바뀌어서 피부로 간 뒤 다시 포도송이가 되는 그런 과정을 겪는 것이고, 돼지 껍질처럼 단단한 경우는 잘라져 피부까지 가는 것에 시간이 오래 걸려서 흡수율이 낮다고 할 수 있습니다. 이와 관련해 일본의 한 연구소에서 쥐에 저분자 콜라겐 펩타이드를 먹이고 흡수율을 파악했습니다. 저분자 콜라겐 펩타이드를 1회 투여한 후 12시간 후 체내 변화를 확인한 결과, 피부는 물론 뼈와 연골, 그리고 심장 등의 장기에까지 흡수된 것으로 밝혀졌는데, 놀랍게도 피부를 구성하는 섬유질을 만드는 세포인 '섬유아세포' 내에서 콜라겐이 4배나 생성되기도 했죠. 이 실험을 통해 쥐에 저분자 콜라겐 펩타이드를 먹이면 소화관에서 직접 소화되어서 피부, 관절, 뼈 등의 조직에 직접적으로 섞여서 생성된다는 사실을 알게 되었습니다. 콜라겐을 효소와 같이 섭취하면 그 흡수율이 더욱 증가합니다. 즉, 흡수율이 좋은 콜라겐과 곡류효소는 좋은 궁합이라고 말씀드릴 수 있습니다. 또한 곡류효소에 포함되어 있는 다양한 비타민, 미네랄, 식이섬유 등은 신진대사를 원활하게 하여 우리 몸이 콜라겐을 분해하고 흡수하여 다양한 용도로 사용하기에 충분한 재료를 공급해 준다고 할 수 있습니다. 효소와 함께 체내에서 콜라겐을 합성하는 데 없어서는 안 되는 성분이 바로 비타민 A와 C입니다. 특히 비타민 C가 없으면 체내에서 콜라겐을 만들지 못합니다. 콜라겐 식품을 열심히 섭취해도 비타민 C가 없으면 흡수되지 않습니다. 일반적으로 아미노산의 결합구조를 가진 콜라겐은 대부분 분자 구조가 커서 몸에 쉽게 흡수되지 않습니다. 콜라겐의 생성 및 흡수를 도와주는 비타민 섭취를 꼭 해 줘야 합니다.

매년 효소와 관련된 논문이 게재되는 학술잡지(저널)는 약 150가지이고, 관련 학회는 50여개, 워크숍도 15개 이상 열리고 있습니다(https://www.omicsonline.org/enzyme-journals-conferences-list.php). 이중에서 대표적인 전문 학술잡지와 학회를 아래에 실었습니다.

학술잡지(저널)

Advances in Carbohydrate Chemistry and Biochemistry
Analytical Biochemistry
Annals of Clinical Biochemistry
Annual Review of Biochemistry
Applied Biochemistry and Biotechnology - Part A Enzyme Engineering and Biotechnology
Applied Biochemistry and Microbiology
Archives of Biochemistry and Biophysics
Archives of Insect Biochemistry and Physiology
Archives of Physiology and Biochemistry
Biochemistry
Biochemistry and Cell Biology
Biochemistry and Molecular Biology Education
Bioscience, Biotechnology and Biochemistry
Biotechnology and Applied Biochemistry
BMC Biochemistry
Cell Biochemistry and Biophysics
Cell Biochemistry and Function
Cellular Physiology and Biochemistry
Clinical Biochemistry
Comparative Biochemistry and Physiology
Comparative Biochemistry and Physiology-B Biochemistry and Molecular Biology
Comparative Biochemistry and Physiology-C Pharmacology Toxicology and Endocrinology

Comparative Biochemistry and Physiology-Part D: Genomics and Proteomics

Critical Reviews in Biochemistry and Molecular Biology

Essays in Biochemistry

Fish Physiology and Biochemistry

Indian Journal of Biochemistry and Biophysics

Indian Journal of Clinical Biochemistry

Insect Biochemistry and Molecular Biology

International Journal of Biochemistry and Cell Biology

Journal of Biochemistry

Journal of Cellular Biochemistry

Journal of Clinical Biochemistry and Nutrition

Journal of Food Biochemistry

Journal of Inorganic Biochemistry

Journal of Nutritional Biochemistry

Journal of Physiology and Biochemistry

Journal of Steroid Biochemistry and Molecular Biology

Molecular and Cellular Biochemistry

Pesticide Biochemistry and Physiology

Pharmacology, Biochemistry and Behavior

Plant Physiology and Biochemistry

Preparative Biochemistry and Biotechnology

Process Biochemistry

Reviews of Physiology Biochemistry and Pharmacology

Soil Biology and Biochemistry

Sub-Cellular Biochemistry

학회(society) _ 국내(가나다순)

고려인삼학회 ginsengsociety.org

과학기술학회마을 society.kisti.re.kr

한국미생물생명공학회 kormb.or.kr

한국미생물학회 msk.or.kr

한국분자·세포생물학회 ksmcb.or.kr

한국산업식품공학회 foodeng.or.kr

한국생명정보학회 ksbi.or.kr

한국생물공학회 ksbb.or.kr
한국생화학분자생물학회 ksbmb.or.kr
한국식품과학회 kosfost.or.kr/
한국식품산업협회 kfia.or.kr
한국식품안전협회 safetyfood.or.kr
한국식품영양과학회 kfn.or.kr
한국식품영양학회 ksfn.kr
한국식품위생안전성학회 foodhygiene.or.kr
한국식품유통학회 kfma.ne.kr
한국유전체학회 kogo.or.kr
한국응용생명화학회 ksabc.or.kr/index.htm
한국콩연구회 soysos.or.kr
한국키틴키토산학회 chitosan.or.kr

학회(society) _ 국외(알파벳순)

American Association for Clinical Chemistry (AACC)

American Chemical Society (ACS)

American Institute of Chemical Engineers (AIChE)

American Society for Biochemistry and Molecular Biology (ASBMB)

American Society of Gene & Cell Therapy (ASGCT)

American Society of Neurorehabilitation (ASNR)

Association for Clinical Biochemistry (ACB)

Australasian Gene Therapy Society (AGTS)

Australian Wound Management Association (AWMA)

Biochemical Society

Canadian Society for Chemistry (CSC)

Canadian Society of Clinical Chemists (CSCC)

Cell Stress Society International (CSSI)

Clinical Laboratory and Analytical Sciences (CLAS)

Dermatology Nurses' Association (DNA)

Drug, Chemical & Associated Technologies Association (DCAT)

Eicosanoid Research Foundation (ERF)

European Federation of Clinical Chemistry and Laboratory Medicine (EFCCLM)

European Society for Neurochemistry (ESN)

European Society of Gene and Cell Therapy (ESGCT)

European Tissue Repair Society (ETRS)

Federation of European Biochemical Societies (FEBS)

Federation of the American Societies for Experimental Biology (FASEB)

German Chemical Society E. V.

Informa Global Events

International Behavioural and Neural Genetics Society (IBANGS)

International Conference on the Bioscience of Lipids

International Federation of Clinical Chemistry and Laboratory Medicine (IFCC)

International Society for Antiviral Research (ISAR)

International Society for Oncology and BioMarkers (ISOBM)

International Society of Developmental Biologists (ISDB)

International Union of Biochemistry and Molecular Biology (IUBMB)

International Union of Pure and Applied Chemistry (IUPAC)

Japan Society of Gene Therpy (JSGT)

Japanese Society for Wound Healing (JSWH)

Korean Society of Gene and Cell Therapy (KSGT)

Nitric Oxide Society

Royal Dutch Chemical Society (Koninklijke Nederlandse Chemische Vereniging) (KNCV)

Royal Society of Chemistry (RSC)

Sidney Kimmel Cancer Center (SKCC)

Signal Transduction Society

Societe de Chimie Therapeutique (SCT)

Society for Free Radical Research European Region (SFRR-Europe)

Society for Integrative and Comparative Biology (SICB)

Society for the Study of Inborn Errors of Metabolism (SSIEM)

Society of Medical Biochemists of Serbia

Swiss Institute of Allergy and Asthma Research (SIAF)

The Genetics Society

University of Navarra

Western States Stroke Consortium (WSSC)

효소 퀴즈

문제에 도전해 보세요! 다음의 문제를 알면 당신도 이제 효소전문가!

객관식 문제

1. 효소는 영어로 엔자임(enzyme)이라고 합니다. 엔자임의 어원으로 옳은 것은?

    A. 효모 속에 들어 있다.   B. 발효로 만들어진다.

    C. 효모를 이용해 만들어진다.   D. 분해작용을 한다.

2. 다음 중 단백질을 분해하는 기능을 하는 효소는?

    A. 프티알린   B. 리파아제   C. 셀룰라아제   D. 브로멜라인

3. 다음 중 조효소라고 볼 수 없는 것은?

    A. 비타민 B 복합체   B. NAD   C. FAD   D. 아연(Zn)

4. 효소가 가진 특이성이 아닌 것은?

    A. 기질특이성   B. 시간특이성   C. 입체특이성   D. 광학특이성

O × 문제

5. 발효와 부패는 전혀 다른 과정으로 일어나는 현상입니다. (　　)

6. 발효란 산소가 없는 상태에서 탄수화물이 분해되는 현상을 가리킵니다. (　　)

7. 효소는 소화과정에만 관여하고 몸속에 흡수되지 않습니다. (　　)

8. 한 종류의 미생물이 아밀라아제, 프로테아제, 리파아제를 모두 생산할 수 있습니다. (　　)

9. 곡류효소는 건강기능식품이다. (   )

10. 효소의 섭취를 통해 암 치료가 가능하다. (   )

11. 효소를 한 문장으로 정의하세요.

12. 발효청국장 혹은 된장에 함유되어 인공혈전인 피브린을 분해하는 효소의 명칭은?

13. 우리가 섭취한 지방이나 오일을 분해하는 효소의 명칭은?

14. 프로바이오틱스와 프리바이오틱스의 가장 큰 차이는?

15. 곡류효소의 발효에 사용되는 대표적인 미생물 2가지는 무엇인가요?

〈답〉A, D, D, B, ×, ○, ×, ○, ×, × 생물체 내에서 각종 화학반응을 촉매하는 활성단백질, 나토키나아제, 리파아제, 프로는 미생물을 가리키고 프리는 미생물의 먹이인 올리고당이나 식이섬유를 가리킨다, 아스퍼질러스와 바실러스

☞ 15문제 중 10~12개를 맞추시면 효소박사, 8~10개를 맞추시면 효소애호가, 5개 이하는 효소초보자입니다.

최신 효소치료 정보

효소 관련 사이트

최신 연구결과는 '펍메드'를 이용해서 온라인으로 검색해 보세요.

http://www.ncbi.nlm.nih.gov/pubmed에 접속하셔서 키워드로 'enzyme therapy' 라고 입력

하시면 됩니다.

효소연구그룹(Enzyme Research Group)

www.enzymeresearchgroup.net/

효소치료 관련 총설

http://www.arthritistrust.org/Articles/Systemic%20Enzyme%20Therapy.pdf

효소치료 일반 정보

http://library.thinkquest.org/24206/enzyme-therapy.html

www.enzymetherapy.at

효소를 이용한 암치료

http://www.cancer.org/treatment/treatmentsandsideeffects/complementaryandalterna

tivemedicine/pharmacologicalandbiologicaltreatment/enzyme-therapy

셀리악 질환(celiac disease, 소장의 알레르기 질환)의 치료 최신 논문

http://www.ncbi.nlm.nih.gov/pubmed/22208988

관련 미국 회사(National enzyme company, NEC) nationalenzyme.com

관련 독일 회사(Wobenzym) www.wobenzym.info/en/home/

더 읽을거리(연도순)

Fersht, Alan (1985). Enzyme Structure and Mechanism. W. H. Freeman and Company.

Miehlke, K., Willams, R. M., & Lopez, D. A. (1994). Enzymes: The Fountain of Life. Neville Press.

Cichoke, Anthony, J. (1999). The Complete Book of Enzyme Therapy: A Complete and Up-to-Date Reference to Effective Remedies. Avery.

Dittma, F. W., & Wellmann, J. (1999). Enzyme Therapy Basics: Powerful Remedies For Women. Sterling.

Fuller, D. (2002). The Healing Power of Enzymes. Forbes Custom Pub.

DeFelice, K. (2003). Enzymes for Digestive Health and Nutritional Wealth: The Practical Guide for Digestive Enzymes. ThunderSnow Interactive.

Garrett, R. H., & Grisham, C. M. (2008). Biochemistry. 곽한식 외 역 (2011). 『생화학』. 라이프사이언스.

Bohager, T. (2009). Everything You Need to Know About Enzymes: A Simple Guide to Using Enzymes to Treat Everything from Digestive Problems and Allergies to Migraines and Arthritis. Greenleaf Book Group Press.

Lark, S. M. (2013). Enzymes: The Missing Link to Health. Womens Wellness Publishing.

효소치료에 기여하기 위하여

지난 10여 년간 효소영양학과 효소치료의 대중화를 기원하며 부단히 읽고 쓰고 강연하고 제품을 개발하며 시간을 보냈습니다. 그러나 우리나라에서 먹고 바르는 효소는 아직도 미지의 제품이고 미지의 시장이라는 생각을 지울 수 없습니다. 다른 한편으로는 미생물의 발효로 생산되는 효소를 무슨 신비의 영약인 것처럼 포장하여 터무니없는 가격에 판매하는 것도 문제입니다. 이 책을 통하여 효소의 개념을 조금 더 정확히 정립하고 효소치료에 대한 생각의 지평을 더욱 넓혔으면 하는 바람이 간절합니다. 지금까지 효소를 이용한 건강 증진에 대한 대중적인 글을 많이 써 왔는데, 앞으로는 구체적인 연구와 논문으로 효소치료 분야에 기여하겠습니다.

사실 효소만큼 우리와 친숙한 물질도 없습니다. 효소는 우리 몸의 모든 기능을 수행하는 분자로서, 우리는 효소가 없으면 단 한순간도 살아갈 수 없습니다. 단백질로 구성된 효소의 기능은 무궁무진하며, 그 구조 및 기능은 아직 현대과학으로도 밝힐 수 없는 부분이 많습니다. 기존에는 인간의 건강을 탄수화물, 지방, 단백질의 균형으로 바라보았고, 최근에는 비타민, 아미노산, 미네랄, 항산화제, 식이섬유를 건강을 지키기 위한 중요한 물질로 간주하고 있습니다. 그러나 효소가 없다면 위에 언급한 8가지 물질은 그 기능을 할 수 없다는 것을 알아야 합니다.

가능한 한 신선한 상태의 재료를 이용해 최소한의 열과 소금으로 조리한 음식과 잘 숙성된 발효음식, 그리고 잘 만들어진 효소보충제 등을 통해 우리 몸에 필요한 효소를 충분히 보충하도록 합시다! 몸속의 효소활성을 유지하기 위해서는 충분한 휴식과 적당한 운동도 게을리하면 안 됩니다. 물론 『치유하는 효소』도 늘 곁에 두시고 자주 읽어 주실 거죠? 앞으로 독자 여러분의 삶에 건강이 늘 함께하시기를 기원합니다.